新しい
ライフ周波数療法

現代に蘇る
ライフ博士の奇跡

高尾 司／星 英之／藤井清史

Takao Tsukasa／Hoshi Hideyuki／Fujii Kiyoshi

風詠社

まえがき

1人の代替療法の治療師が瓶に入れたレメディにクライアントの体が反応することを発見してから、壮大な冒険の旅が始まりました。

それはクライアントの反応を見る技術（わざ）、ライフ周波数療法、音響療法、音楽理論、ラジオニクス、ホメオパシー、フラワーエッセンスの分野にまたがる理論的には簡単ではない技術ですが、使い方自体は極めて簡単で安全です。

冒険は4年前から始まりましたが、多くの治療家、ヒーラーを巻き込み日本中に広まり、始まったばかりです。

この本は新しいライフ周波数療法の創始者の星英之、音響療法へ展開した藤井清史と機器の製作者の高尾司が、それぞれの立場から説明したものです。

本書の対象の読者は代替療法にかかわる治療家、そして、本物の治療家を探し求めている患者さん方を想定しています。

代替療法になんの知識もない方には難しいかもしれませんが、単なる理論ではなく、それぞれの経験を踏まえた話ですから、読者の期待をきっと裏切らないと思います。

2020年冬

目次

第2章 ニューライフリメディ療法〈星 英之〉

第1章　人間の思考と現実

〈高尾　司〉

この章では、ニューライフリメディ療法（新しいライフ周波数療法）に至るまでの生体の持つ微妙なエネルギーと操作について、歴史上の出来事を概観していきます。

1. シャーマニズム

おそらく私たちが生体エネルギーを扱う人を思い起こすと、最も古くから存在するのはシャーマニズムだと思います。

現在でもあちこちにシャーマンはいて、見えない世界と我々の現実を行き来し、病気を治したり、天候を左右したり、獲物をもたらし、治療をするという現実をもたらしています。

シャーマンの特徴はほとんどの場合、ありとあらゆる現象の背後に神、精霊を見ます。いや、精霊が個々の人に課題を与え、いろいろな事件を引き起こしていると考えます。

シャーマンが変性意識に入って経験する世界では、精霊と会話が可能であり、目に見えない生命の流れすら見え、次第に体系化されていきました。

現代のスピリチュアルは自己の内面ばかりを見ますが、シャーマニズムは自己の内面の旅とともに出会う周囲のスピリチュアルな環境を忘れることはありません。

別の世界があり住人がおり、それは現実世界と重なり合い、影響を与えていると考えます。

与えられた象徴を操り、自然と調和して生きていくという素朴な考え方は、人類の始りとともにあります。

2. イデアの創造

シャーマニズムの時代を下り、ギリシア時代になるとプラトンは「イデア論」を考え出しました。

例えば、私たちは「箸」と言えば想起するものがあります。しかし、物理的な箸は折れたり割れたり、粉々になったりします。どんな状態までが箸でしょうか？

人それぞれだとは思いますが、私たちの思考の中には確固とした「箸」という認識があります。それを「イデア」と言います。

世の中が進歩するにつれ、我々人類はいともたやすく様々な「イデア」を生み出してきました。

ギリシア時代には想像もされなかったであろう「自動車」も、現代人からしたら当然のように持つ「イデア」です。

それは英語で“automobile”であっても、日本語では「自動車」というものだとしてイデアは世界中で共有されます。

シャーマニズムが盛んな頃は、何かが自然界に存在し、それを把握するために精霊という象徴的な様々なイデアを発見はすれども、自分たちがイデアを創造するという考えはありませんでした。

人類は、文明の進歩とともに次々にイデアを創造しては現実のものを作り上げるという創造性を発揮し始めたのでした。

肉体の中を流れる生命エネルギーに、人類は古くから気づいていました。そのエネルギーについても、数多くのイデアが語られてきました。

世界最古の医学書と言われるインドのアーユールベーダでは、生命はチャクラと言われる中心からエネルギーが「下降し、拡散する」流れと「上昇し、集中する」流れがなければならないと考えていました。

中国の医師たちは、陰と陽、エネルギーの性格を木火土金水という五行に細かく分類しました。

生命エネルギーについてのイデアは、世界中で見ることができます。

井村宏次先生の『サイ・テクノロジー』の本の中の実証実験のように、そのエネルギーを見ることができる能力者がごく稀におり、知識を確実なものとしました。

古代の医師たちは、これらのエネルギーの流れの歪みを正し、整えられた状態が健康だと認識していました。病気になるのは結果であって、肉体的原因から起きるのではなく、生命エネルギーの流れの歪みによりもたらされると書き残しています。

古代の医師たちは、生命エネルギーの流れを正すために、薬草、鍼灸や手当てなどを使いました。

近代になると、イデアと現実は位置付けが逆転します。

イデアだけで「客観的」であって、誰がどんな精神状態であっても同じ現象が起きるものだと、人は考え始めました。

その源流は、中国で古くからある易占いなどにも見ることができます。陰陽五行の相生相剋が現実の未来を表すと考えています。

3. イデアのみの世界

多くの現代人も、イデアのみを現実とする考えを引き継いでいます。

例えば、ブランド物というものは製品への信頼、それを持つことができる階級に属しているというイデアを発信しています。だから、同じような仕様の製品の10倍の価格であっても人は購入します。

例えば、いい大学に合格するために通うとされている有名進学塾は「一度でも模試を受けた生徒は当塾からの合格者」としているとんでもない証拠があるにもかかわらず、「ここに通わせたら、偏差値の高い大学に入学できるノウハウを教えてくれるであろう」という現実には存在しないイデアだけを信頼し、高額な授業料を納めます。現実は「お子さんの勉強の度合いによりますから」と本人の責任だとしているに過ぎません。

このようにイデアがあり、現実への反映の有無を問わずに自分の認識を合わせていく、という考え方が現実には成立しています。

4. イデアが現実になる時

ただ、イデアを現実であるかのように考えるという考え方は、現実的であるのかもしれません。

京都の伏見稲荷大社に行くと、目に染み入るような赤い鳥居の長い列を目にします。

その不思議な光景を見ようと、世界中から観光客が押し寄せます。

しかし、本当に驚くべきことは、鳥居の数（約3千本と言われています）だけお稲荷様の霊験により現実が好転した、と信じている人がいるということです。

「お稲荷さんは商売を繁盛させてくれる」というイデアが現実化しているのです。

イデアがいきなり現実化するということが、現代でもありえるのか?

筆者は、その現場を目撃したことがあります。

21世紀の最初の年に、初めて国産のラジオニクス装置を設計した時のことでした。

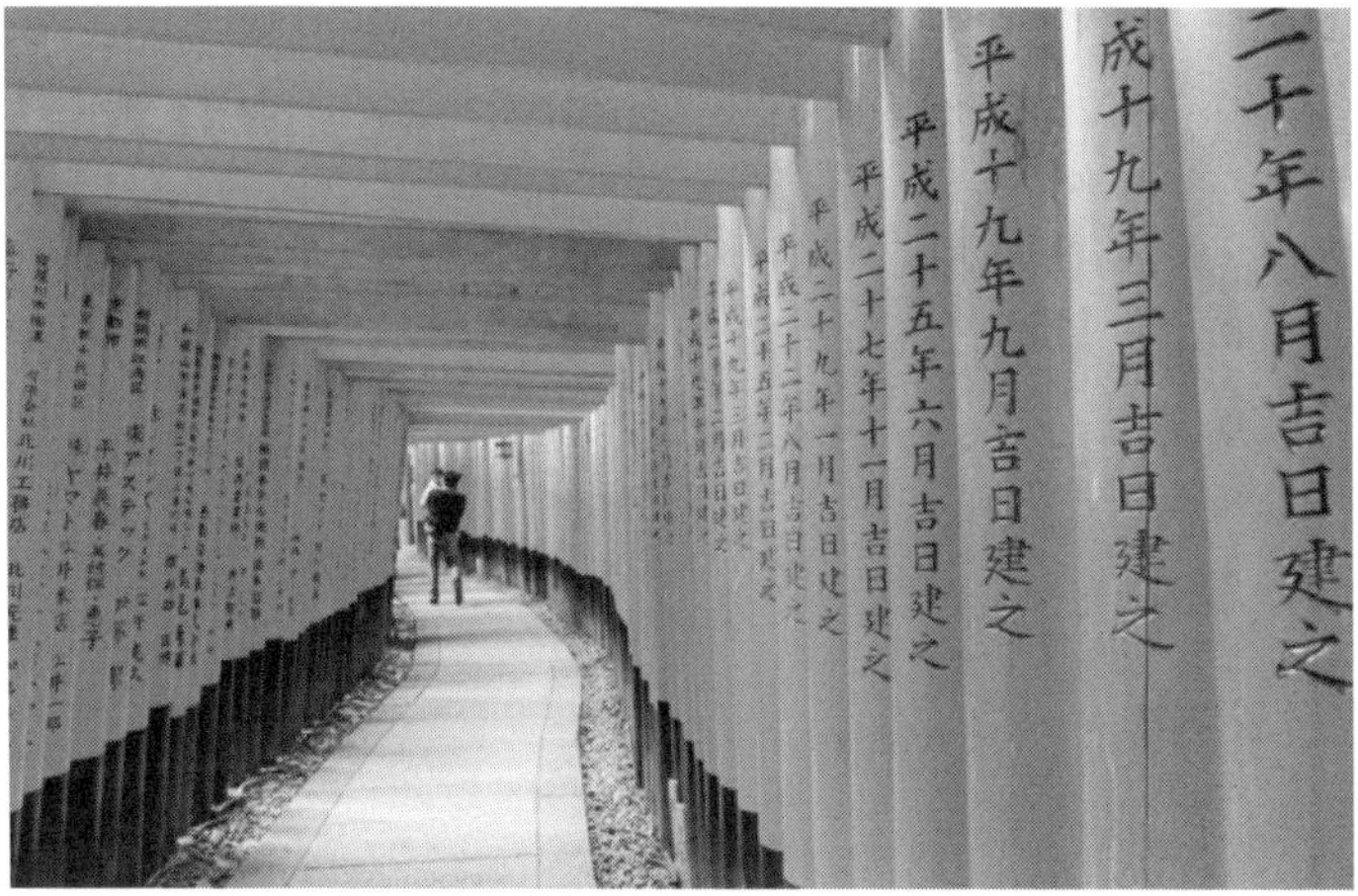

伏見稲荷大社の鳥居

先行するアメリカ製のラジオニクス装置には数千種類の「レート」と呼ばれる、物質と装置を関連付ける数値表がありました（「レート」については、ラジオニクスの黎明期について学ぶ時に説明します）。

しかし、新しく作った装置で１つ１つ物質を測定してレートを割り出していく時間はありませんでした。

そこで、アメリカ製のラジオニクス装置の「レート」のアルファベット部分を数字に置き換えて、新製品のレートとしたのです。

驚くべきことに、このレートは機能しました。ユーザーの方々はそれが当然であるかのように、レートを使いこなしていたのです。

イデアから作り出された情報が、現実世界に影響を与えた瞬間でした。

ルパート・シェルドレイクの形態形成場仮説は、見えない世界に出来たイデアという思考の轍（わだち）が現実世界を新たに変えていくということを説明していますが、いくつかの例を見ると、ありえることなのかもしれません。

この後、ホメオパシー、ラジオニクス、ライフの周波数療法という3つの出来事の歴史を振り返ります。

それは物理的な真実なのか、それとも創始者が考え出したイデアが広まり現実化したのか？

人間の思考と目に見えないエネルギーの関係を念頭に置きながら、読み進めてください。

5. ホメオパシー

ホメオパシーの創始者であるサミュエル・ハーネマンは１７５５年、ドイツのザクセン州マイセンに生まれ、１８４３年、パリで亡くなりました。18世紀から19世紀まで生きた人です。

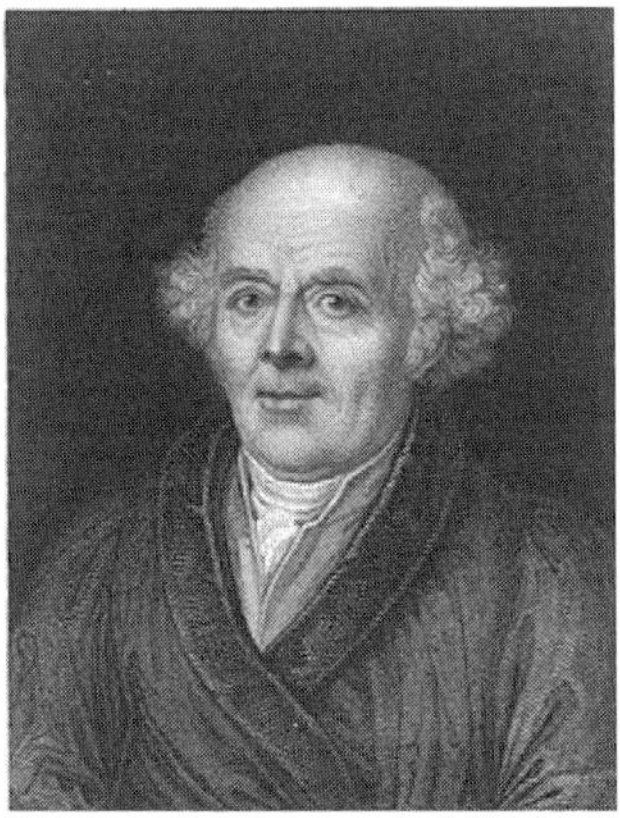

サミュエル・ハーネマン

１７９０年頃、彼はイギリスの医師が書いた薬の辞書『マテリア・メディカ』を翻訳している時にキニーネが患者にもたらす副作用がマラリアの症状に似ていることに気づきました。当時の医師たちは、キニーネがマラリアに効く理由は胃に対して働く強壮作用だと考えていました。

マラリアはマラリア原虫によりもたらされる病であり、キニーネはマラリア原虫に毒性を示すという事実は、19世紀の終わり1898年のロナルド・ロスの発見まではっきりとはしていませんでした。

ハーネマンは、病気の症状と薬の起こす症状が類似しているから治るのではないかと考えました。

彼はキニーネを飲んでみたのです。この方法はホメオパシーの方法論に組み込まれていきます。健康な人間がある物質を服用すると、どんな症状が出るか観察するのです。その物質は希釈すると、その症状を打ち消します。

「同種のものを同種のもので治療する」という法則を、ハーネマンは発見しました。ホメオパシーが別名「同種療法」と言われるゆえんです。

同種の症状をもたらす物質が薬に変わるための条件は2つあります。

1つは、その物質をほんの微量水に入れ希釈するということです。

水で100倍に薄めることを1Cと言います。もう一度繰り返すと2Cとなります。2Cは100×100＝1万倍に薄まったということになります。

現在のホメオパシー薬でも主流の30Cという希釈度は100倍に薄める作業を30回繰り返して作ったということです。この希釈度をポテンシーと言います。

ホメオパシーを使っている人々は、薄めるほど効き目は強くなると言います。もう1つの条件は、単に希釈するのではなく、希釈時に激しく振盪するということです。ハーネマンはホメオパシー薬の入った瓶を革張り聖書の上に叩きつけることで振盪させていましたが、これは霊的な意味はみじんもなく単に適度な柔らかさで使い勝手がよかったからです。

２つの条件は、ホメオパシーが物質の存在をもはや前提としていないことを示しています。水が何か変化したのです。

こうしてホメオパシーは、ハーネマンによりレメディと呼ばれる薬と、何に効くかというホメオパシーの辞書『マテリア・メディカ』、症例から該当するホメオパシーを検索できる逆引き辞書『レパートリー』という体系が整えられていきました。

ハーネマンはこの新しい医学についての考えを『オルガノン』（日本語訳あり）という本にまとめました。これは6回も改訂されています。

ハーネマンが創出した新しい医学「ホメオパシー」は、当時の医学「アロパシー」と激しく対立したようです（とはいえ、当時のアロパシー治療の主流はもっぱら瀉血「血を出す」ことだったようですが）。

物質的ではないというホメオパシーの特質もありますが、慢性病（9割は疥癬、1割は梅毒か淋病）は体に潜んだ感染症の抑圧がにじみ出ることにより起きるというマヤズムの概念をハーネマンが唱え始めたからです。

晩年のハーネマンは、前提治療として抗疥癬レメディであるソーファーを多用していました。

ハーネマンの教えを受けた人は多数おり、後年、ホメオパシー療法は世界中に広まります。

しかし事実上、物質を含まないレメディというものについて、感情的、必ずしも患者を治せないことから理論的にも激しい攻撃を受け続けています。

レメディの本質とはなんでしょうか？　次に別のレメディの歴史を見てみましょう。

6. バッチフラワーレメディ

ホメオパシーに極めて似たものに、フラワーレメディというものがあります。

現在では様々なフラワーレメディが出回っています。

最初のフラワーレメディを作ったエドワード・バッチはイギリス人で1886年－1936年の間に生きた人ですから、ハーネマン没後40年ほどして生まれたことになります。

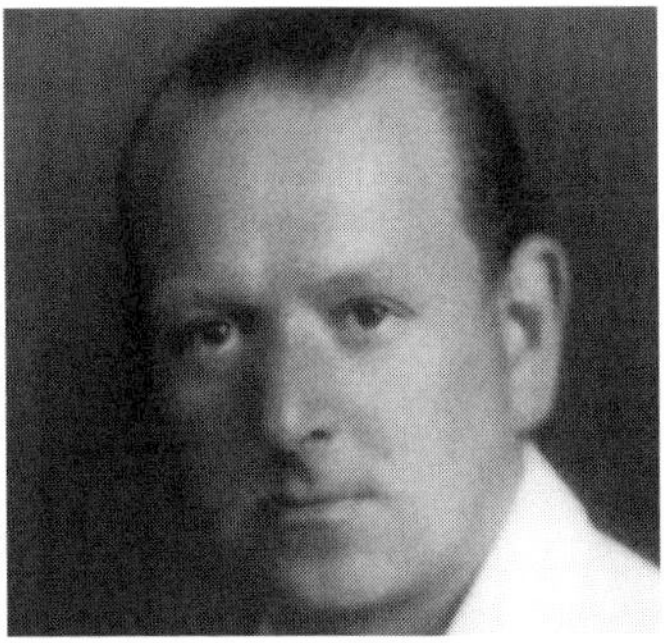
エドワード・バッチ

医師であったバッチ博士はホメオパシー療法を知り、過去の自分の業績を捨て、効果的な薬を発見するべく野山に分け入ります。
そこで野草のエネルギーにより人を治すことに注目します。
なぜならばバッチ博士は、高慢、冷酷さ、憎悪、自己愛、無知、不安定さ、貪欲さなどの心の歪みを病気が教えてくれていると考えていたのです。

１９２８年にバッチ博士はインパティエンス、ミムラス、クレマチスが心に働きかけることを発見し、患者に与えることで成果を上げ始めました。その後、全部で38種類の心に効く植物を発見し、１９３５年にバッチフラワーエッセンスとして完成しました。

とても残念なことに、完成した翌年には亡くなっています。


バッチフラワーエッセンスは、植物の花を水に浮かべ、数時間、太陽の元において花のエネルギーが転写された水を利用する「太陽法（Sun Method）」と、花や葉のついた小枝を入れて煮出す「煮出し法（Boiling Method）」があります。

それらに腐敗防止のブランデーを入れて出来上がりです。自分に起きている感情に合わせて飲むことが基本です。


肉体、感覚に現れる症状を重視したホメオパシーと、感情を重視したバッチフラワーエッセンスのどちらも、物質を含まないエネルギーもしくは情報が入った水を使う療法です。

7. ラジオニクス

ホメオパシーの時代の後半に重なるようにして、発電機が発明されました。ダイナモ（Dynamo）は1832年にヒポライト・ピクシーが作った最初の発電機でした。エジソンが長寿命電球を発明したのが1879年です。

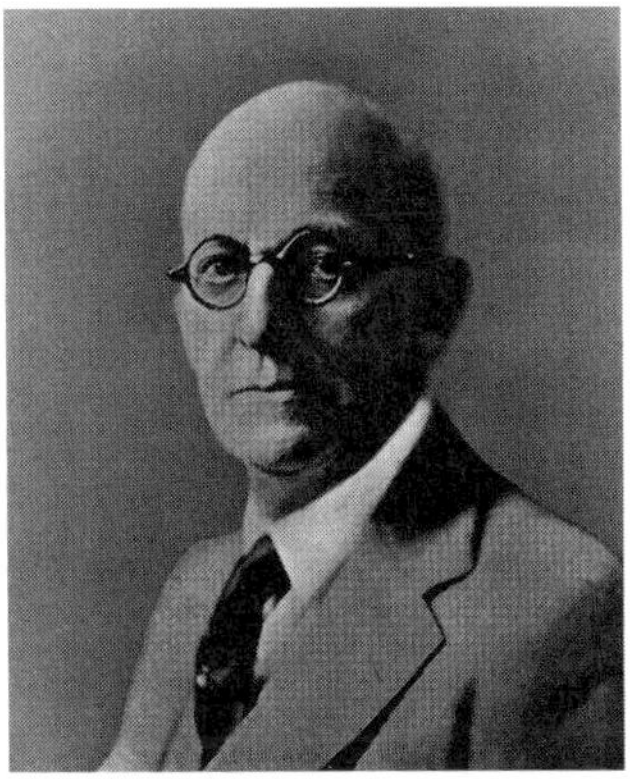

アルバート・エイブラムス

アルバート・エイブラムス（Albert Abrams 1863-1924）は、電気で活気付く空気の中を生きていました。

ドイツのハイデルベルグ大学に学んだ彼は、そこを成績最上位で卒業します。アメリカに帰国後は数多くの実績により、すぐによく知られる存在となりました。

ラジオニクスの起源はアルバート・エイブラムス博士の発見です。

ラジオニクスの重要なステップは「奇妙な偶然の一致」から起こりました。唇に悪性腫瘍が出来た中年の男性患者に対して、エイブラムスは当時の一般的な診断法であった「打診」を行っていると、臍の上あたりに、中に隙間が出来ているような鈍い音を感じたのです。

　特に彼が着目したのは、この音は患者が西を向いている時に限って起こり、他の方角、あるいは体を横たえた状態では起こらなかったことです。彼は他の病気に罹っている患者も調べました。

　その結果、胃の周辺にそれぞれの病気に対応する音を発する場所を見つけました。この研究はその後も続き、エイブラムスはそれぞれの病気に対応す

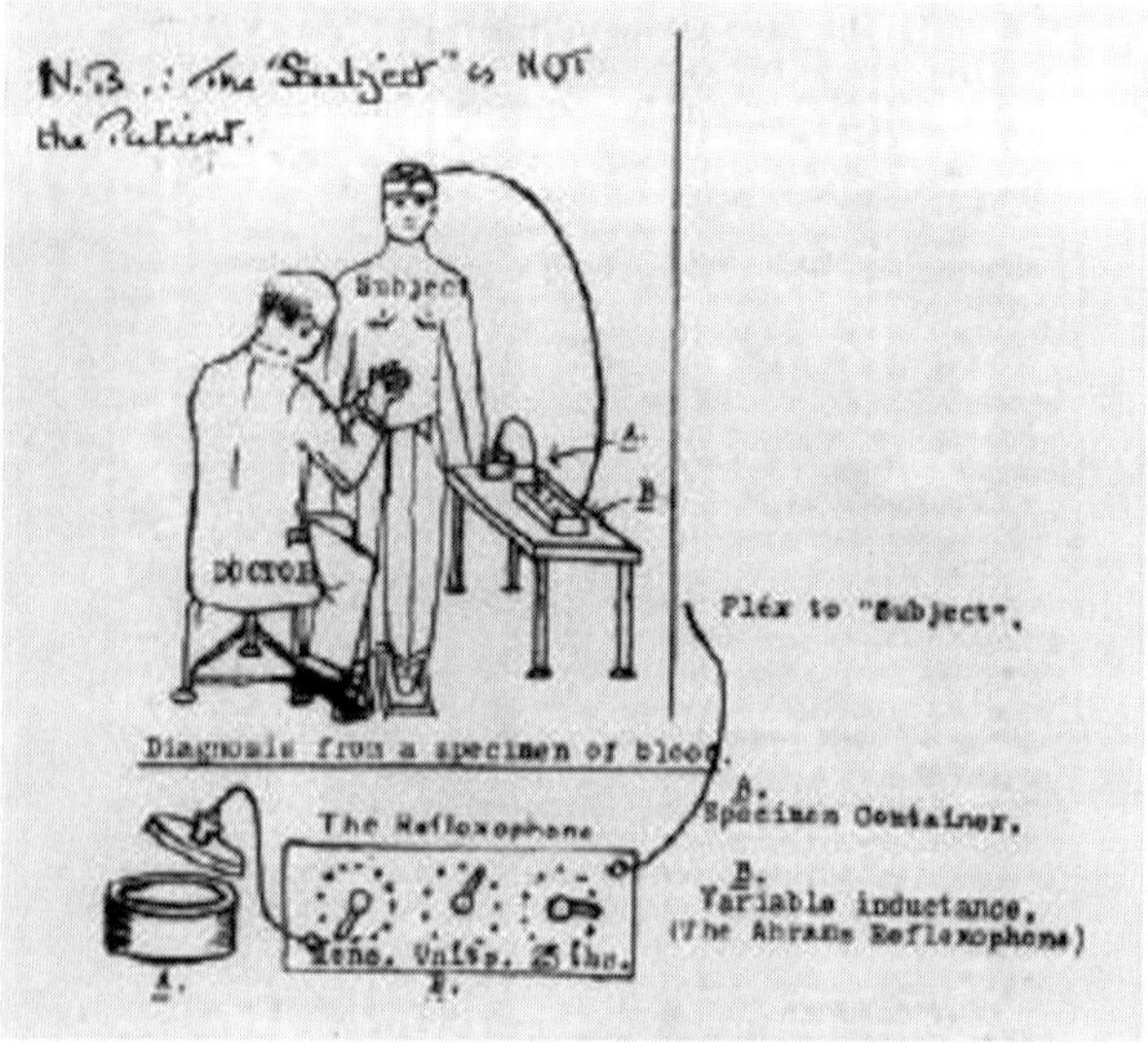

エイブラムスのラジオニクス療法

る場所が示された打診用のマップを作り上げました。ここで重要なのは、この音を感知するには患者は必ず西を向いていなければならなかったことで、この西向きの方角を彼はＣＲＰ（Critical Rotation Point）と名付けました。

彼の生徒のうちの何人かがこの打診音の変化を感じることが困難だったため、エイブラムスは新しい方法を考案しました。

それは腹部にガラスの棒を当ててそれをこすり、「指がくっつく（スティックする）」感触の変化を見る、というものでした。

彼はこの方法がよもや人の能力によるものとは考えず、通常の原子の振動に対して起こる偏差による物理現象だと考え、後に「ＥＲＡ（Electronic Reaction of Abrams）」と名付けました。このＥＲＡ技術が後にラジオニクスと呼ばれるものの原型になったのです。

もしもこれらの放射が物理的な電気によるものであるとしたら、それはケーブルを通じて伝えられるのではないか、と考えました。

彼はケーブルの一端を被験者の額に繋ぎ、もう一端は仕切り壁の向こうに置かれた病に冒された組織サンプルに接続できるように準備しました。そしてエイブラムスが被験者を診る際に、ケーブルの一端を持った助手が、エイブラムスにはわからないように、そのケーブルを何にも接触させないか、あるいは組織のサンプルに接触させるかを選択したの

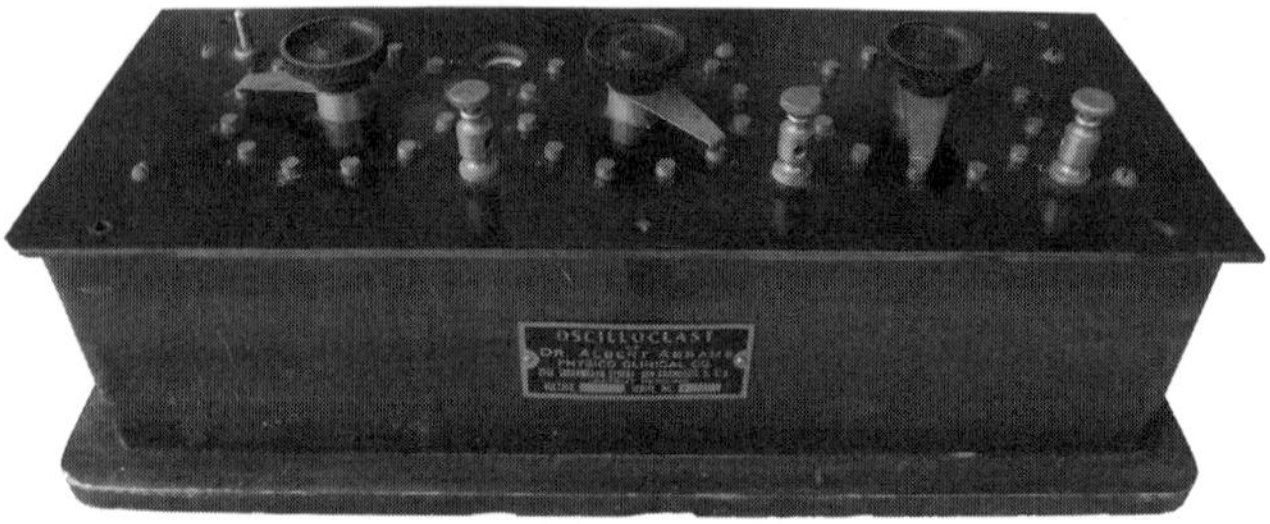

オシロクラスト

です。

実験結果は、コードが何も接触していない時には反応がありませんでした。そして、助手がコードを組織サンプルに接触させた時のみ、その健康な被験者にサンプルと同じ病気の反応が出たのです。

しかし、病気の判定をするためには問題がありました。ガンと梅毒は腹部の同じ場所で反応が起きるため、区別がつけられなかったのです。ところがケーブルの途中に抵抗器を入れ、抵抗値を50オームに設定すると、ガンに対する反応は出るのですが、梅毒に対しては出ません。それを今度は55オームにすると、梅毒では現れてガンでは出なくなったのです。

血液サンプルと被験者の間に普通の電気抵抗のボックスを接続して、その抵抗値を変えて「チューニング」することで病気が判別できるようになったのです。

エイブラムスは、これらは完全に物理的な現象だと信じてい

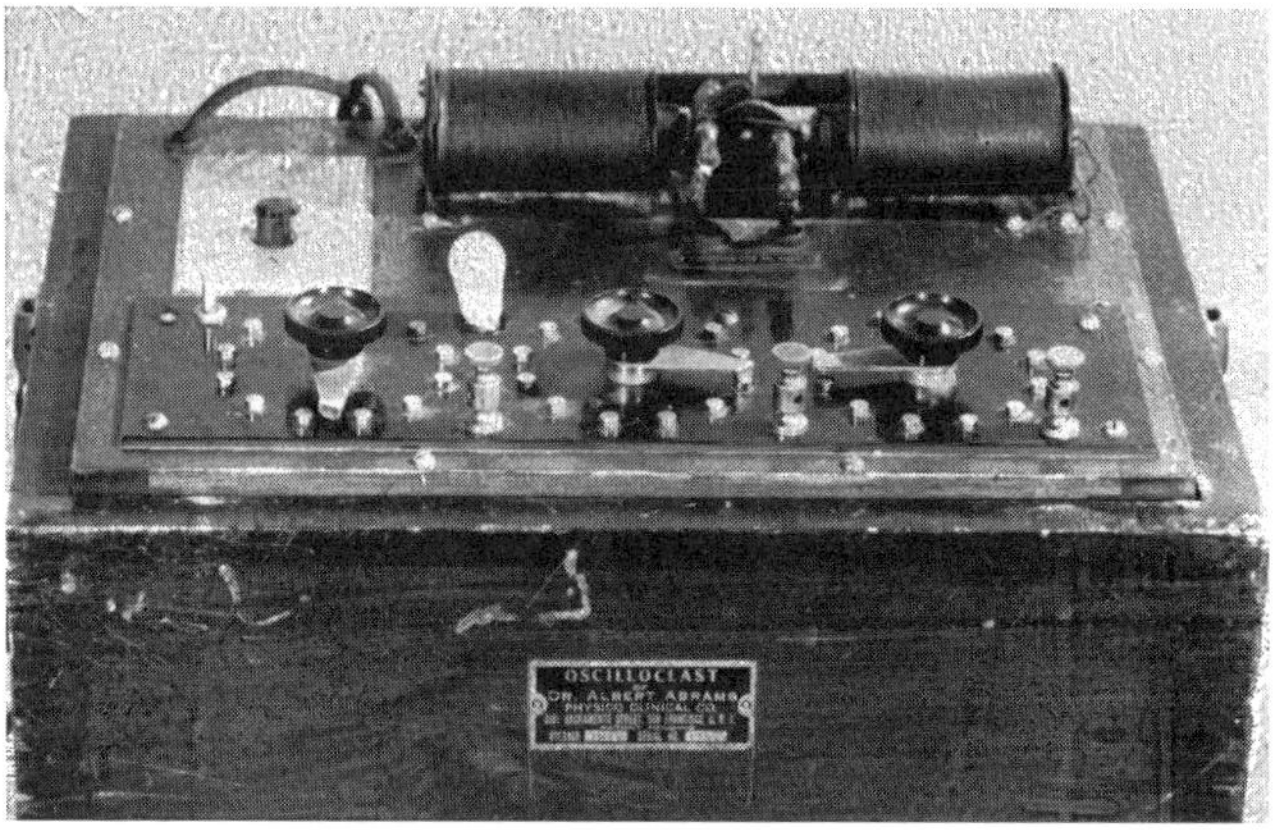

オシロトロン

たようです。

　病状がわかっただけでは満足せずに、治療できないかと考えました。様々な実験の結果、最初のラジオニクス治療装置である「Oscilloclast（オシロクラスト）」が作られました。Oscilloclastは２００ヘルツという遅い周波数を持った弱い電波を発生することで、病気と逆と考えられる電磁波を与えることで病気を治しました。

　しかし、オシロクラストは薬を必要としないため、産業界から疎まれてエイブラムスは失意のうちに１９２４年に亡くなりました。

　その後、思わぬ人がエイブラムスの技術を発展させます。ルース・ドラウン（Ruth Drown 1891-1965）です。彼女はカイロプラクティック療法士でしたが、ラジオニクスに接して感激し、エイブラムスの病院で働いていました。

ドラウンは、腹部に当てていたガラス棒の代わりに「スティックプレート」を最初に使った人物、と言われています。彼女の「スティックプレート」は、薄い金属の表面にゴムのコーティングを付けていました。「レート（抵抗値）」が正しいと、腹部に当てたガラス棒と同じようにある種の「くっつく」反応が見られました。

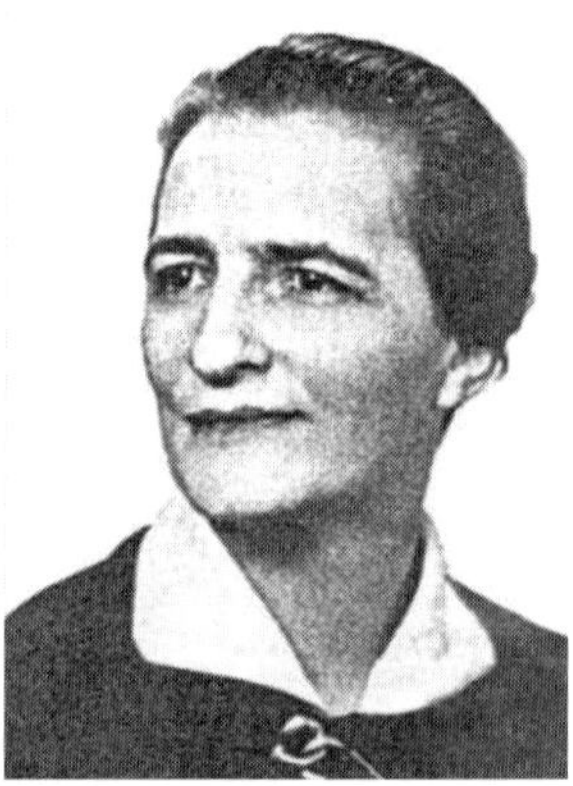

ルース・ドラウン

彼女も研究所を作り、積極的に治療をしました。

エイブラムスの発見した現象について、彼女はエイブラムスとは全く異なった理論を持っていました。

彼女は、人間は体内に「生命エネルギー」を持っていて、そのパターンが病気によって変化させられてしまう、と考えました。適切な「レート」を適用することによって、病気が生み出したエネルギーパターンの狂いを修正しようとしたのです。

この考え方は、以降のラジオニクスの主流となりました。

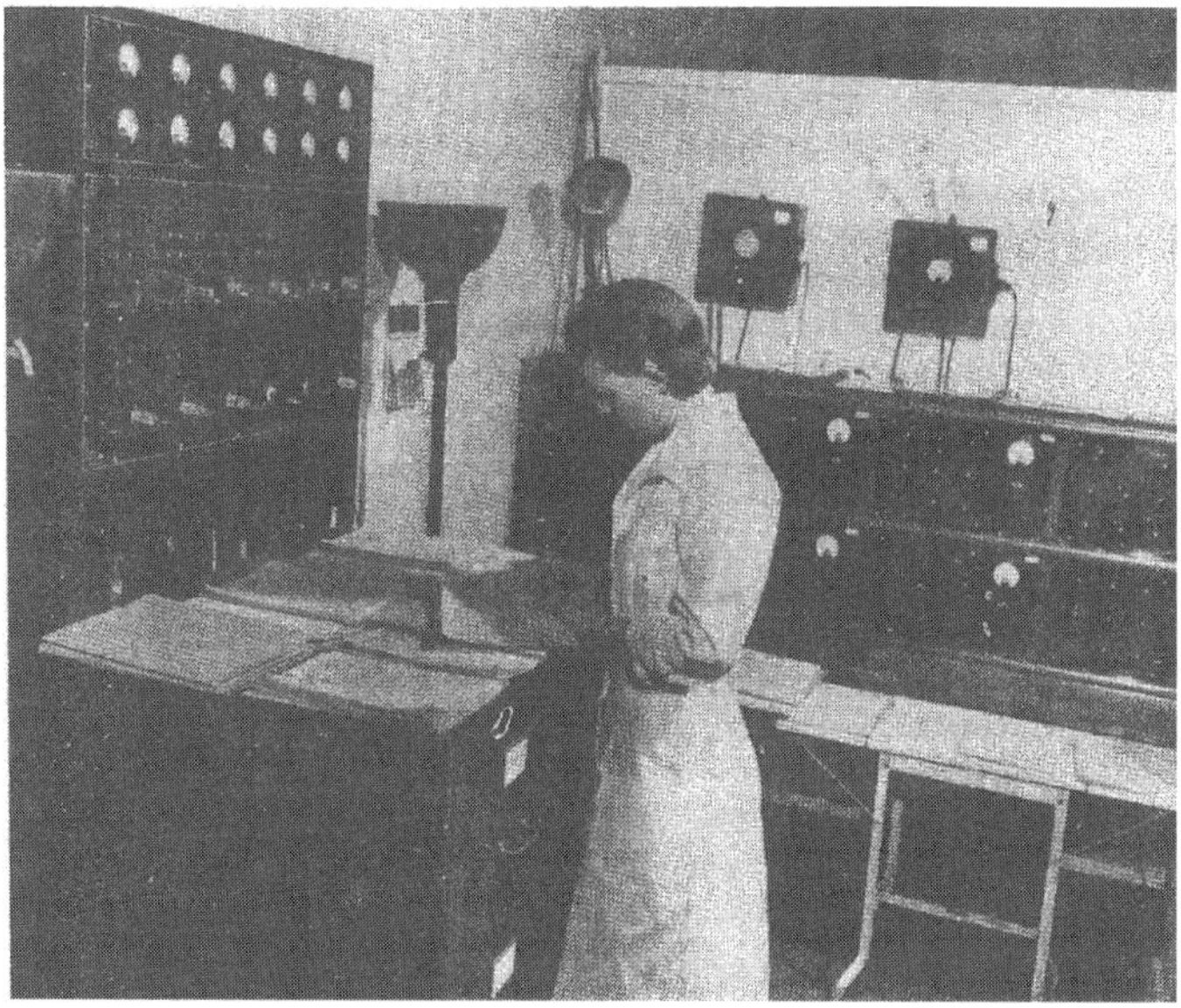
ドラウン研究所

　また、彼女はラジオニクス装置を流れるものは生命エネルギーだと考えていました。言い換えると生命エネルギーは電線を流れるのです。
　そういうマジメな研究の一方で、ラジオニクス装置は詐欺の道具としてアメリカ中にいろいろなものが出回っていました。ドラウンもその波に飲み込まれ、投獄され、釈放されましたが、すぐに脳卒中で亡くなりました。
　ドラウンの騒ぎ以来、現代に至るまで、アメリカ合衆国ではラジオニクス装置を人に対して使うことはＦＤＡにより禁止されています。

ドラウンのラジオニクス装置はイギリスにも流れていきました。ジョージ・デラワー(George De La Warr 1904-1969)は、ドラウン型の装置を自分で製造し研究を進めました。デラワー夫妻は、「レート」をよく研究することが重要だと考えていたので、膨大な量を収集・整理しました。さらに病理学者たちとの共同作業によって4000以上のレートを生み出しました。それらは今現在も使われています。

研究の中で装置自体が電源の有無にかかわらず動作するので、レートというものは実は電気抵抗の値ではなく、むしろコードナンバーやキーであり、その配列そのものが様々な体内の器官や機能に働きかけるのではないか、と考えられるようになりました。

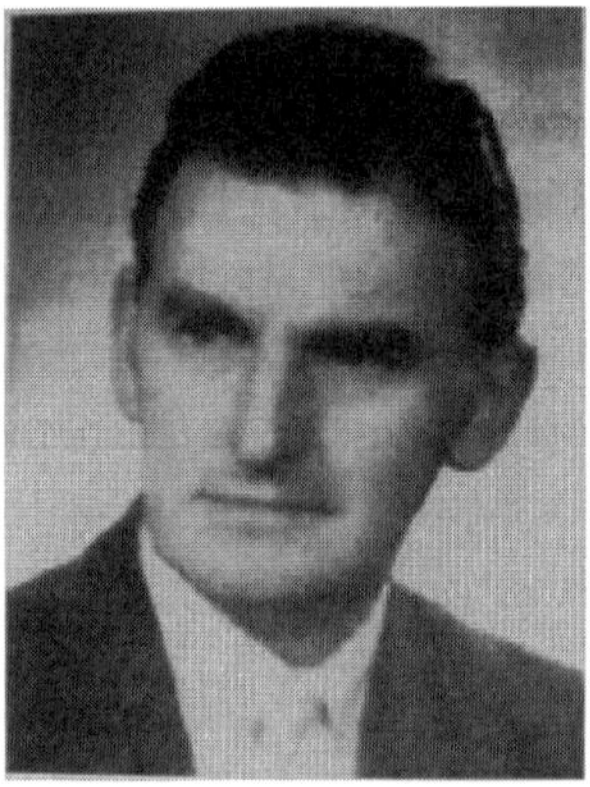

ジョージ・デラワー

アメリカと同様に、1960年、デラワー夫妻は詐欺の容疑で訴えられました。ラジオニクス装置を購入したある女性が、それを使えなかったのです。彼女はラジオニクスはインチキ科学だと主張し、この件は法廷で争われることになりました。この女性は医学界からお金をもらって訴訟を起こしたことがわかっています。しかし裁判はアメリカと違った形

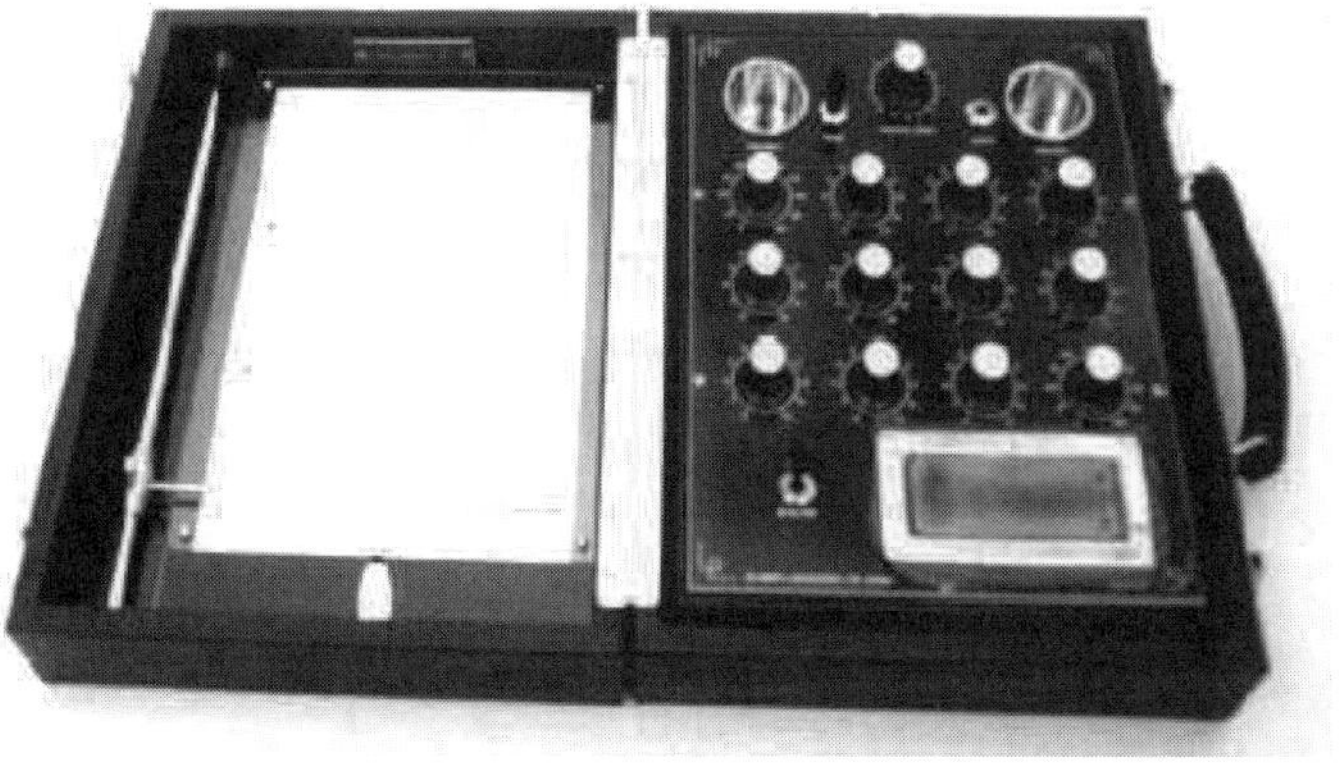

デラワー研究所で販売されていた機器

で進みました。数多くの支持者たちが援軍に加わってくれたのです。一般大衆もデラワーのラジオニクス技術に大いに興味を示す結果となり、裁判はデラワー側の勝利に終わりました。

ジョージ・デラワーはデラワー研究所を設立しました。デラワー自身は１９６９年に亡くなり、妻のマーゴリーも１９８５年に亡くなりましたが、デラワー夫妻の娘、デピントンが引き継ぎ、近年まで研究を続けました。

多くの日本におけるラジオニクスの物語はここで終わりますが、ラジオニクスの進化はさらに続きます。

続く重要な研究を行った人物がマルコム・ラエ(Malcolm Rae 1913-1979) です。

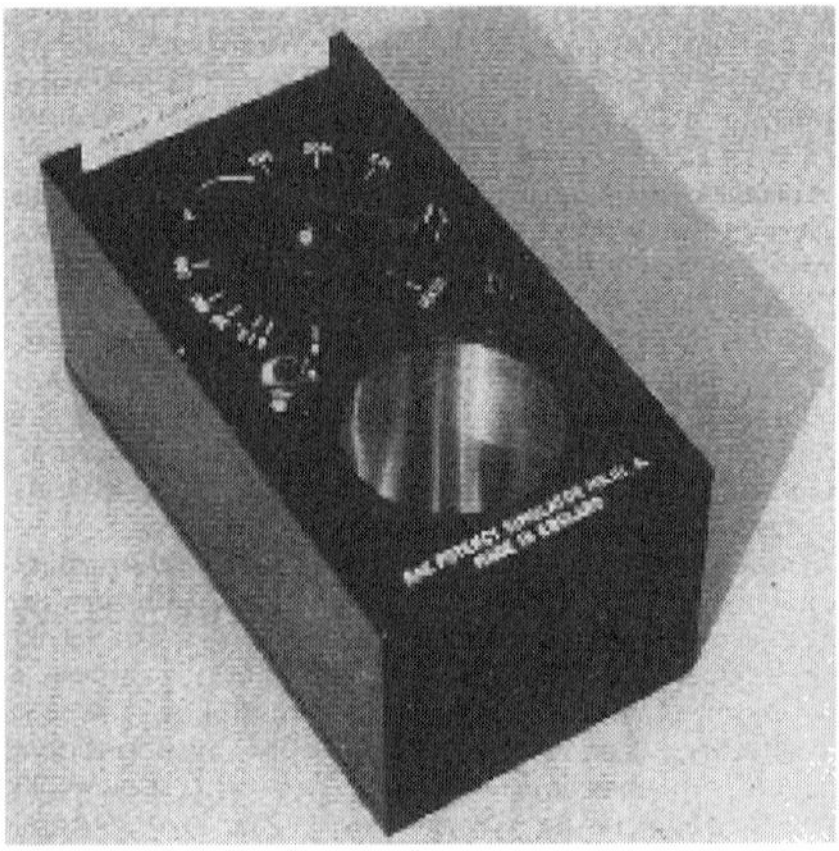

ジオメトリーの装置

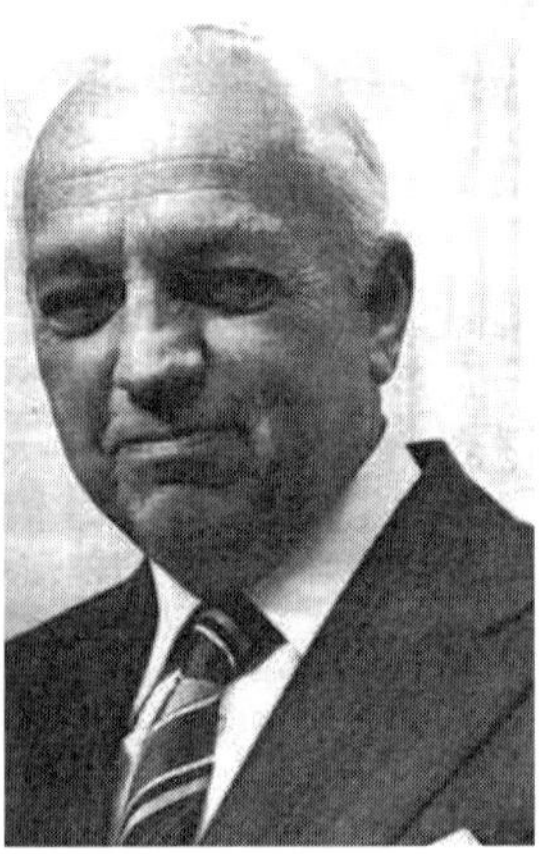

マルコム・ラエ

彼はラジオニクス装置で数字としてのレートを使わずに、幾何学的な図形を使いました。1つの数字で出来たレートよりも幾何学図形を使ったほうが、より正確な反応が得られる、と感じていました。

このアイデアは、当時流行っていたラジエスセシアからもたらされたものです。

ラジエスセシアはフランスの神父、アベ・メルメ（Abbe Mermet）により始められたダウジングの応用技術です。振り子でレメディの選択や対象物のエネルギーの性格を測定したのです。

物質のエネルギーをダウジングで測定して図形（ジオメトリー）を作ることは、多くの研究者が行っていました。

ラエは自分のレートを「Manifested Thought

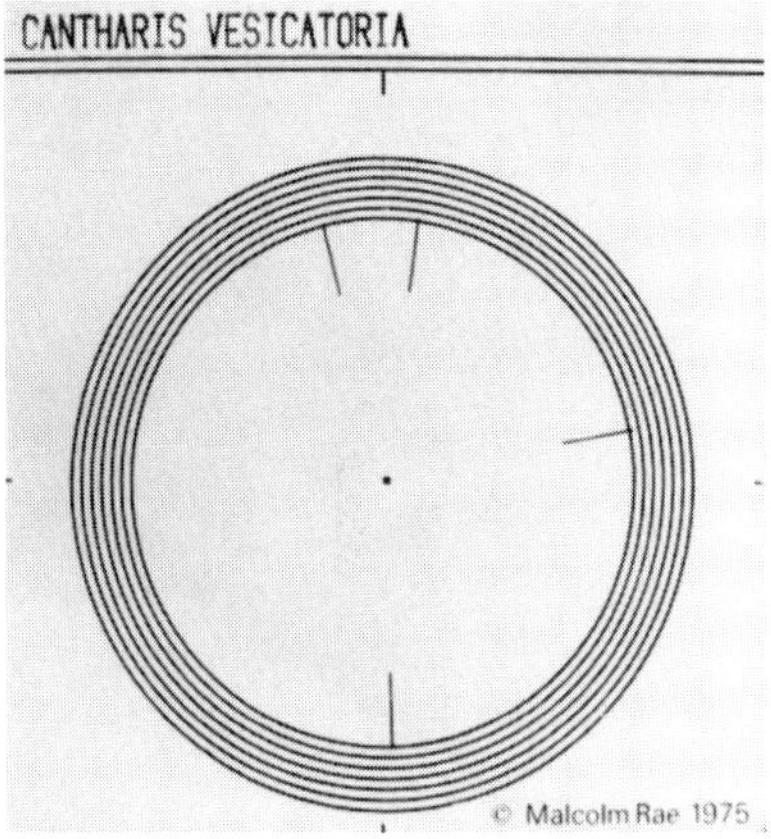

明示された思考の絵

Pictures（明示された思考の絵）」と呼び、それを診断や治療のための装置のチューニングや測定に使いました。

　そしてこの幾何学的な表現は主にホメオパシーの作成の目的に使われたので、彼は「レメディーシミュレーターカード」と呼んでいました。

　ラエは図形が発する波動によりホメオパシーを作ったのです。

　その後、エイブラムス博士によって最初にラジオニクスが始められた国・アメリカから、最も進化した最新のラジオニクス装置が登場することになりました。１９８６年、物理学者で電気技師、また発明家であったウィラード・フランク博士が、初めてコンピュータを使った装置、「SE-5 Intrinsic Data Field Analyzer」を開発しました。

　この時、ラジオニクス装置は劇的に変化を遂げました。マルコム・ラエの主張と同じようにレートをセットするダイヤルが装置から消えたのです。

1960年代にはヴォル博士（Reinhold Voll）により経絡やツボを測定、刺激する機器が発表されました（後年、コンピュータ化されEAVとなりました）。

1970年代になると多くの研究者から様々な機器が発表されます。ピーター・ケリー（Peter Kelly）のVariable Capacity Psychotronics Generatorが発表され、1980年代になるとピート・ピーターソンとロイ・カーティン博士（Pete Peterson and Dr. Roy Curtin）による「INTERO」といった装置が発明されました。

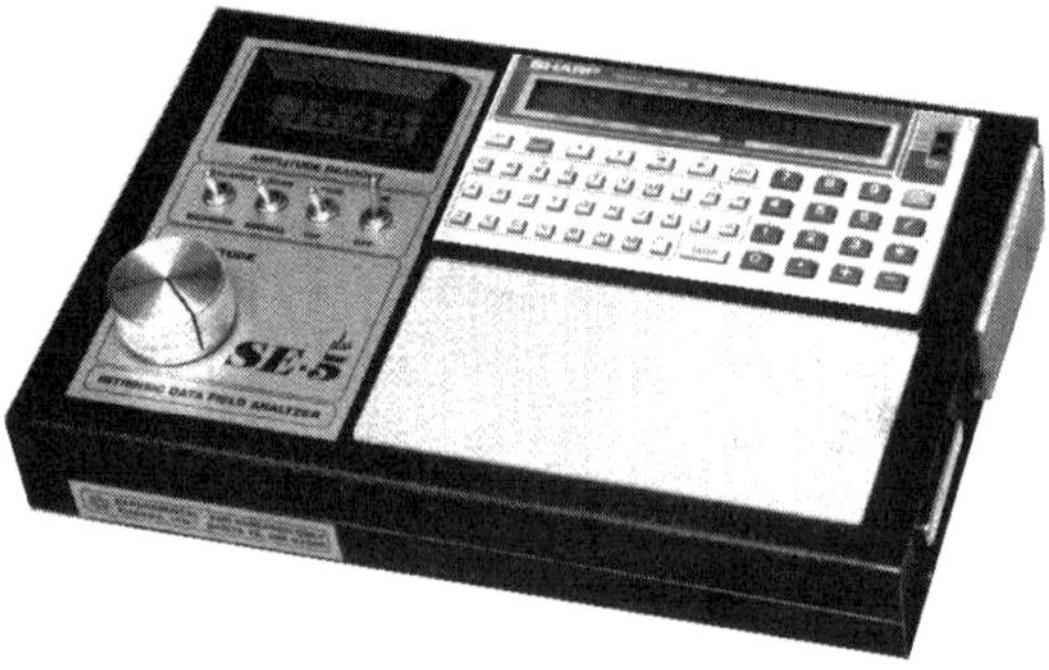

SE-5

SE－5を発明したウィラード・フランク（Willard Frank）博士は、生体が物質として現れる前の、意識、考え、思考、生物の形態のテンプレート、チャクラのようなエネルギーセンターなどが、物理的な体、生命活動を結果としてもたらしていると考えました。

それをバイオフィールドと呼びました。

ハロルド・サクストン・バーが『生命場の科学』という著作の中でライフ・フィールドと呼んだものも包括する考え方です。

このバイオフィールドをさらに一般化し、生体のみならず鉱物やあらゆる物質の情報の「場」というものは、測定、調整できると考えるようになりました。微細なエネルギーは、物質の構造をつかさどるパターンや原型を生む情報または知性を含むものとして扱われてきました。

その「場」をＩＤＦ（Intrinsic Data Fields）と呼びます。

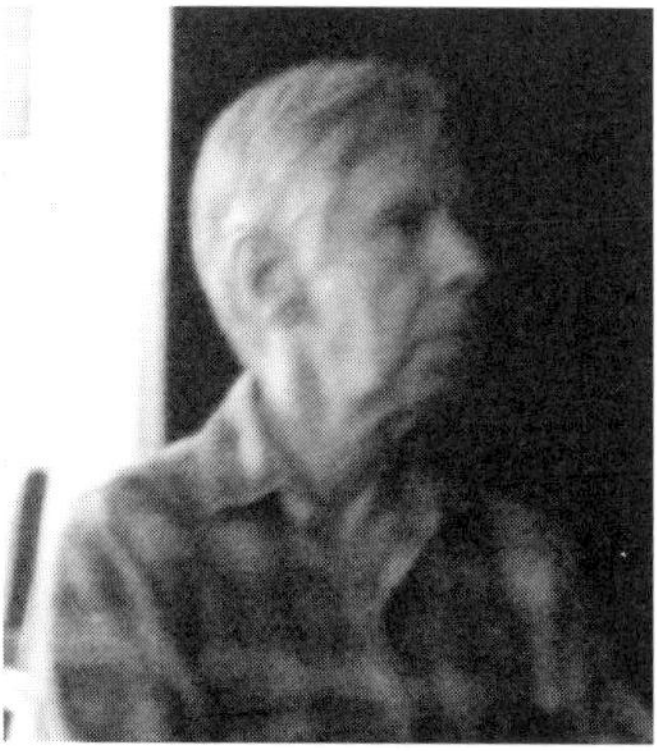

ウィラード・フランク

ラジオニクスは人の診察から始まりましたが、物質に内在する情報を扱う世界まで進化してきたのです。

ＩＤＦの考え方は「イデア」という観念上のテンプレートが個別の物質に現れる過程に介在すると考えると、理解しやすいかもしれません。

２００８年、フランク博士が亡くなると、その後をドン・パリス博士が引き継いで再設計に着手、それが

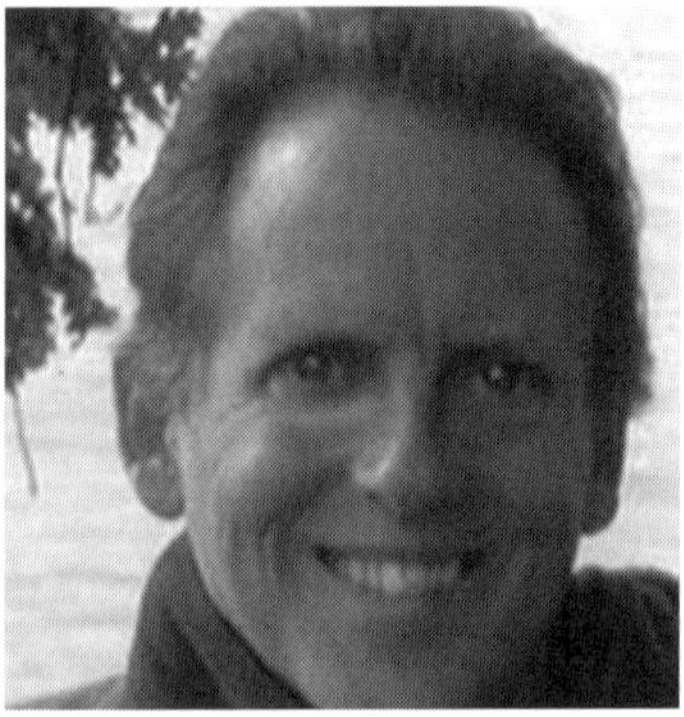

ドン・パリス

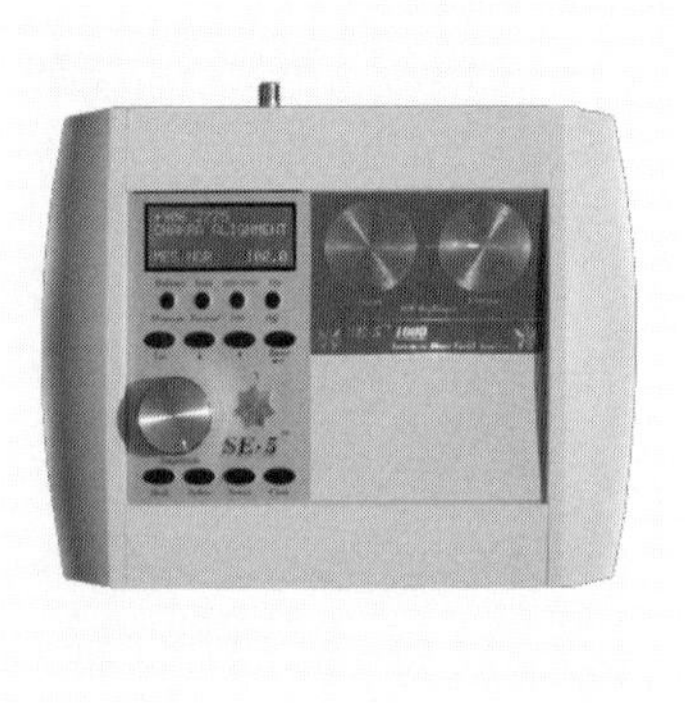

SE-5 1000

現行モデルのSE-5 1000となりました。ドン・パリス博士は現在もバリ島で元気に研究をされています。

ＳＥ－５にはポテンシーを表すダイヤルしかないことに注目してください。すでに数値としての「レート」は残されていますが、主役ではありません。

ポテンシーとは、＋－（プラスマイナス）で示される強度のことをいいます。

SE-5 1000は、少しですが電力を消費します。それはスカラー波を利用するからです。

8. スカラー波

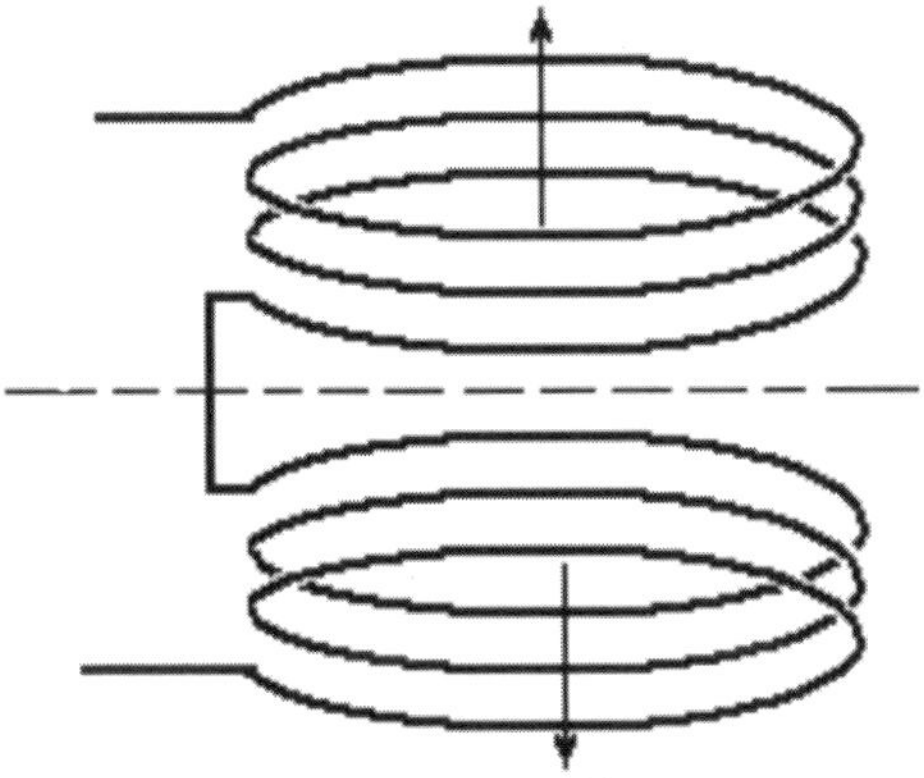

スカラーコイル

スカラー電磁波は、２つの極性の違う電磁波を組み合わせることで出来ます。

スカラーコイルとは１つの方向に電線を巻いたコイルの上に、逆方向に電線を巻きコイルを作ります。これにより、１つの方向のコイルが生み出した電磁場を逆方向のコイルが打ち消すため電磁波としては何も出力されません。

（数学的に）スカラーとは、方向性がなく大きさのみを持つ量のことを言います。

この「エネルギーはない」とみなされている

場は、時空間においてほんの小さな例外が生じるのです。

例えば、普通の時空間をバイパスして違った（目的の）場所に情報を届けることが可能なのです。

スカラーがどういうものかを体験することは、この場でできます。

両手を合わせてみて、その手を同時に押し合ってください。

次に押し合う力を抜いてください。何度か繰り返してみましょう。

これが電磁波の世界で起きていることなのです。

我々の普通の世界では電子は一方向に送り、何か効果を得ることができます（電球が明るくなる、とか）。

しかし、両手で力を入れることと力を抜くことを同時に行うと動きません（これがスカラーです）。

現在、この動かない電磁場を測定する技術はありません。

だからといって、何も起きていないのでしょうか？

大事なことは、動きはなくても「圧力」（あなたが両手で経験した通り）はあるのです。

電子の世界では時空間への「圧力」を測定することはできませんが、私たちはそれが存在し得ることを手の感覚で知っています。

マクスウェルは、電磁波について数学の方程式で説明しました。しかしスカラー波については数学的にどう働くか説明することは難しく、どういう使い道があるかすらわからなかったのです（電気的には何も起きていないように見えます）。

現在の科学の世界ではこういう話は無視します。今日の学校ではこんな現象があることすら説明しません。

故ボブ・ベック博士はドン・パリス博士の友達でした。ドン・パリス博士は、ボブ・ベックから聞いたスカラーの興味深い話をいくつもしてくれました。

その1つです。

彼は軍の地下深くに作られた場所に招待されたことがあるそうです。

そこは〝静かな部屋〟と呼ばれ、あらゆる電磁波から遮断され、信号の送受はできないとされていました。

ボブはこの〝静かな部屋〟の外で信号を受け取れると言いましたが、全く信用されませんでした。

そこでボブは小さなスカラー発生装置を作り、部屋からパルスによる信号を送出しました。

数分後、赤い電話が大音響で鳴り、その答えで顔色が変わりました。

彼らは確かに部屋の外でボブからの信号を受け取ったのです。

明らかに幸せそうではなかったようです。

Youtube ではスカラー波をデモしているビデオが多数あります。

SE-5 1000 に使われているスカラーコイルは、ゼロ・ポイント・フィールドに情報を注入することを目的としています。

スカラー波の運ぶ情報について、ドン・パリス博士は次のような例え話をしています。

私たちは子供の頃に糸電話で遊んだと思います。糸電話は距離が遠くなると音が小さくなっていきます。それは糸を振動させる声のエネルギーが減衰していくからです。

しかし、伝わってくる内容が違う内容になることはありません。意思というものはわずかなエネルギーであっても思わぬ距離を伝わっていくと考えられます
現在のラジオニクス装置は、言葉や図形などの概念をスカラー波により転送する装置に進化しているのです。

9．誰でも使えるラジオニクス

一般的にラジオニクス装置でレートを割り出すのは、オペレーターが装置の共振状態を検知（スティック感）できなければなりません。

その代わりに、一旦決定したレートがあれば誰でも使うことができます。

これは昔から知られていることで、デラワー研究所でも遠隔治療のために毎日レートをセットするということはアルバイトのインド人の女性が行っていました。

ドン・パリス博士が２０００年代から発表しているChi-Oシリーズは特定の情報（ＩＤＦ）をカードに記録して、その情報をデスクトップ装置やペンダントにセットすることで望みの環境に変化させるものです。

人間関係の改善、スポーツ機能の向上、チャクラバランス、ビジネスの向上など、いろいろな応用分野があります。

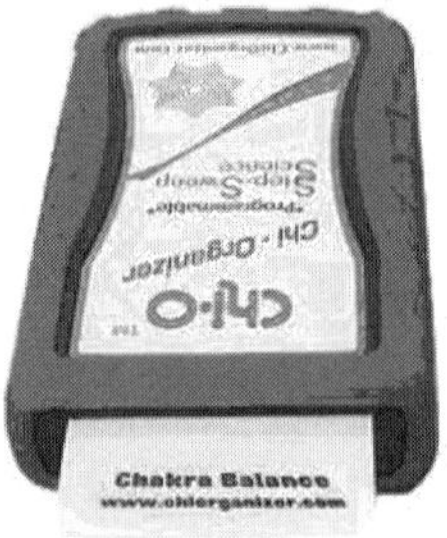

Chi-O（チーオ）

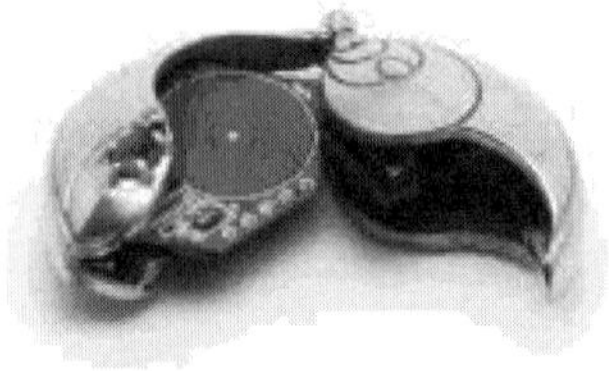

Chi-O Phi（チーオファイ）

ドン・パリス博士の考え方では、カードの情報をスカラー波が励起し、装置の周囲の人の場の情報を変化させるという原理です。

ユーザーは、確定したレートを機器で再生して使っているのです。

10. ライフの周波数療法

ロイヤル・レイモンド・ライフ（Royal Raymond Rife 1888-1971）はアメリカのネブラスカ州のエルクホーン（Elkhorn）で5月16日に誕生しました。父は機械エンジニアで母はアイダ・メイ・チャニー・ライフでした。しかし母は、彼が８ヶ月の時に亡くなってしまいました。そこで父は妹のニーナ・コルバー・ライフ・ドライデンに子供を育てるように頼みました。１９０５年に17歳で高校を卒業した後、彼はジョン・ホプキンス大学で学び、次にドイツのハイデルベルク大学に行き、１９１３年にＰｈＤをとっています。

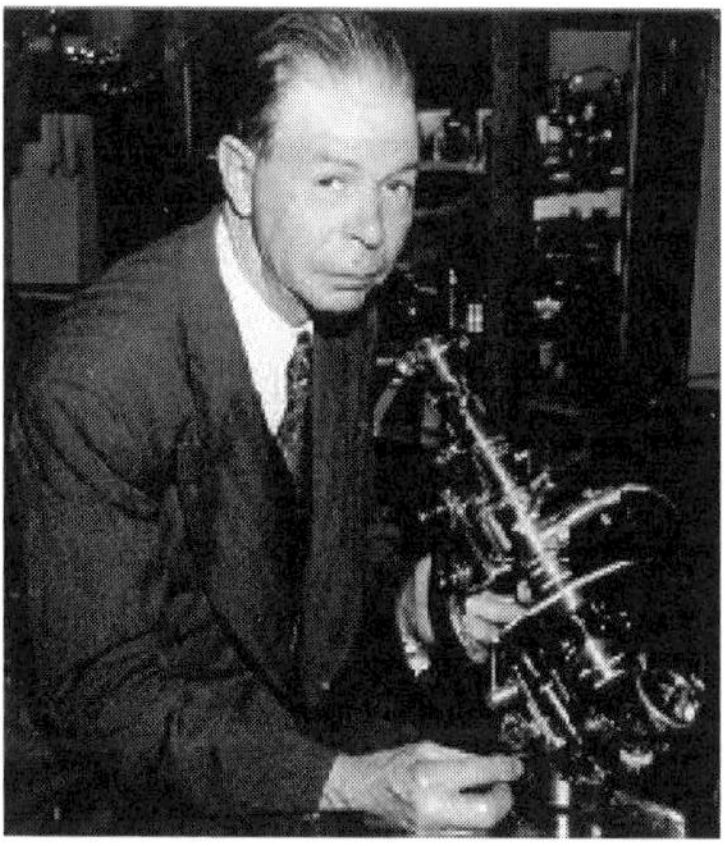

ロイヤル・レイモンド・ライフ

第一次世界大戦が始まると、ライフはヨーロッパを往復しながらアメリカ政府とカール・ツァイス社と協力しながら病理学を研究しました。

戦争が終わり研究者としての彼は財務基盤を失ったため、億万長者のヘンリー・ティムケン（Henry Timken）のところで運転手をしました。しかし、ティムケンはライフが学者であることを知っていたので、ティムケンが持っていたスピードボート「キティ・ホーク」のエンジンの改良を依頼しました。ボートのエンジンは2700馬力に達し、時速87マイル（140キロ）で160キロ以上航行したと言われています。ライフは当時のスピードボートの記録保持者でもあったわけです。

このエンジンの改良にも重要な技術が使われていました。

それはベアリングのX線検査です。ティムケンはベアリング製造会社を経営していました。ライフは工場から出荷されたベアリングにX線検査を施し、品質を向上させビジネスに貢献したのでした。

その頃、ティムケンの妻は病気で、症状はどんどん悪化していました。かかりつけの医師は原因を見つけられませんでした。ライフは彼女が食べていたものを台所で調べました。スパイスキャビネットの中にバクテリアを見つけました。そのスパイスの使用を止めると、ティムケンの妻の病状は回復に向かったのです。

ティムケンと姉妹であるアメリア（Amelia C. Bridges）はライフの能力に感銘を受け、

カリフォルニア州ポイントロマに研究所を設立しました。この頃は12名のスタッフがいたようです。

ライフが有名になったのは、この顕微鏡の研究でした。

ウイルスの大きさは本当に多彩ですが、インフルエンザウイルスはおよそ100ナノメートルであり、1万倍してようやく1ミリとなります。可視光線波長の上限はおよそ760－830ナノメートルですから、ウイルスの大きさは可視光線の波長よりも小さいため、単純に拡大するだけでは観測できないのです。余談ですが、メガウイルスと呼ばれるウイルスはインフルエンザの8倍の大きさがあります。

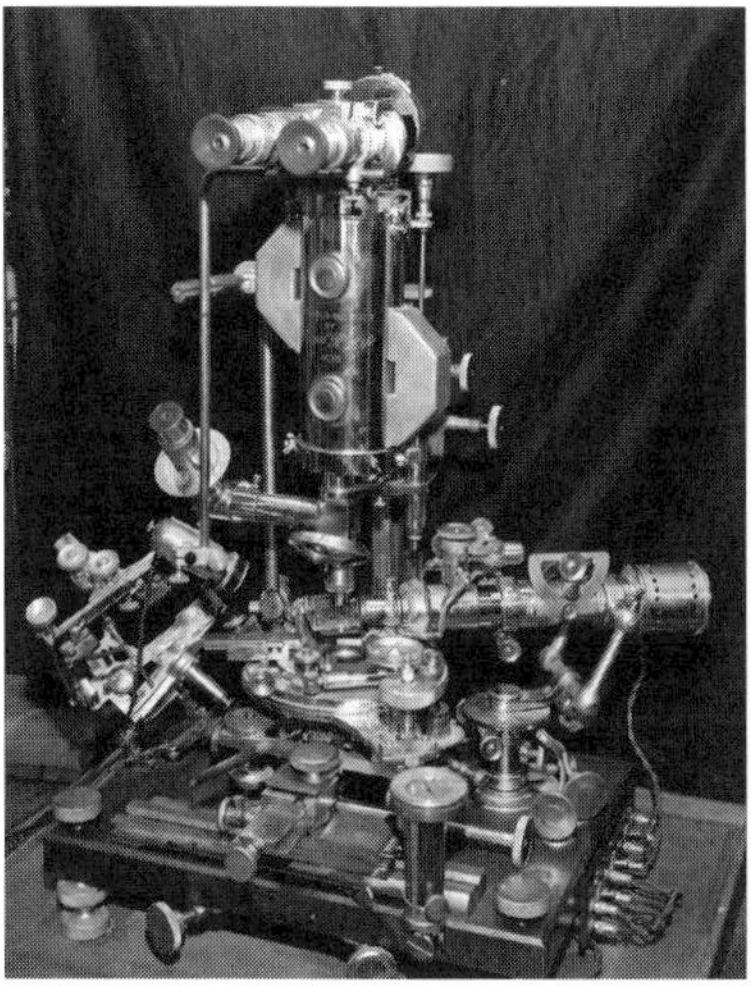
6万倍の解像度を持つ顕微鏡

1920年にライフは、従来の光学顕微鏡では成し得なかった世界初の6万倍の解像度を持つ顕微鏡を作り、ウイルスを観察しました。ライフは人類で初めてウイルスを見た人であろう、と言われています。

ライフによると「プリズムから分光した

光を分子に当てると、その分子固有の色、周波数の時に突然見えるようになる」と書き残しています。

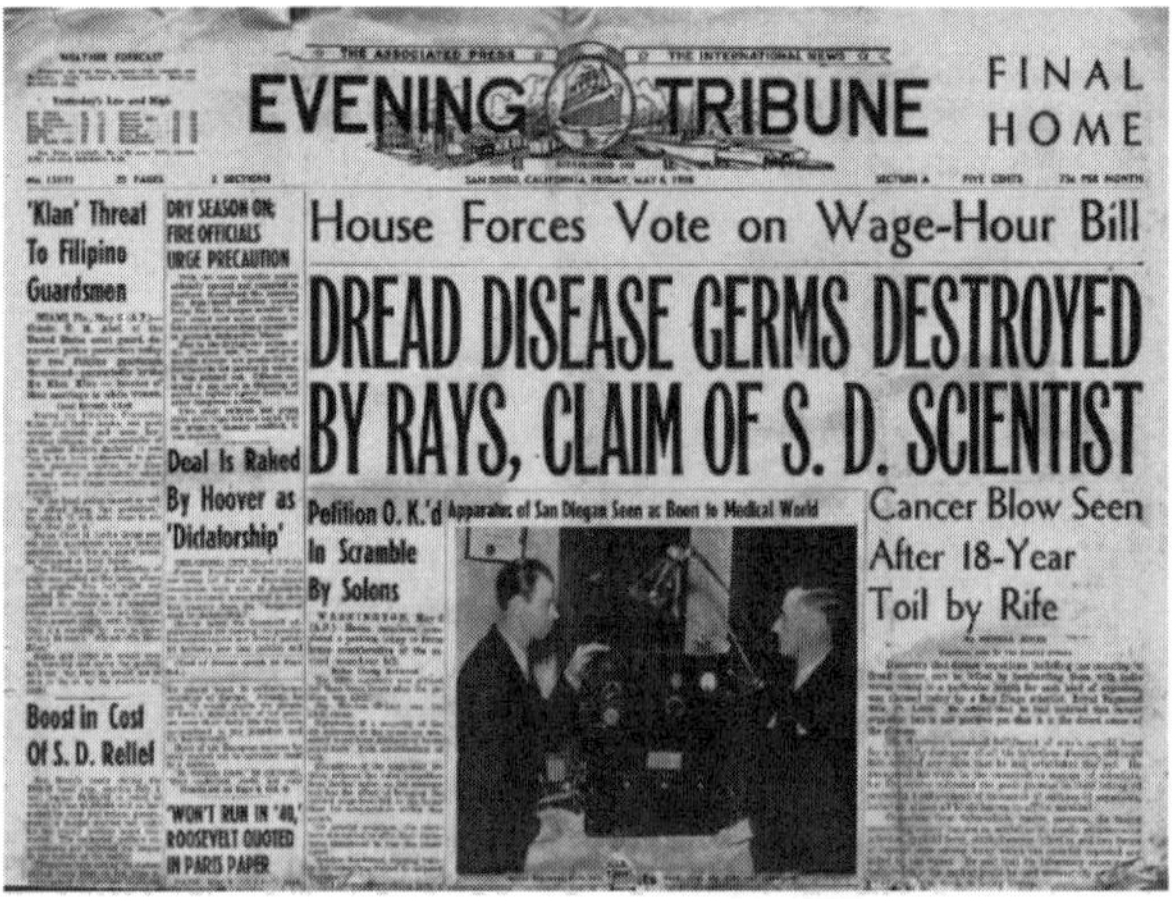
THE ASSOCIATED PRESS　THE INTERNATIONAL NEWS

EVENING TRIBUNE

FINAL HOME

'Klan' Threat To Filipino Guardsmen

DRY SEASON ON; FIRE OFFICIALS URGE PRECAUTION

House Forces Vote on Wage-Hour Bill

DREAD DISEASE GERMS DESTROYED BY RAYS, CLAIM OF S. D. SCIENTIST

Deal Is Raked By Hoover as 'Dictatorship'

Petition O. K.'d In Scramble By Solons

Apparatus of San Diegan Seen as Boon to Medical World

Cancer Blow Seen After 18-Year Toil by Rife

Boost in Cost Of S. D. Relief

'WON'T RUN IN '40,' ROOSEVELT QUOTED IN PARIS PAPER

ウイルスの分類に成功したライフの記事

この超高倍率顕微鏡で、ライフはガンの原因のウイルスを発見したと言われます。

しかもそのウイルスを実験用マウスに埋め込んで、ガンが発生することを400回以上、確認しました。ウイルスが確認できると、ライフは宿主にダメージを与えずにガンウイルスを破壊する方法を研究し始めたのです。

ニコラ・テスラの時代から科学は電気、磁気、電磁波が人体と関係していることに注目し始めました。

ライフは、それぞれのウイルスが特定の周波数の電磁波でダメージを受けることを発見しました。これを"mortal Oscillatory Rate"（MOR）と呼びました。

ライフはＭＯＲの表を作りました。この表は現在も使われていますが、ライフが見たものと同じものを見ている人はほとんどいません。ライフは自分が作った高倍率顕微鏡で確認する手段を持っていたのです。

１９３１年にライフは２０００種類の組織サンプルを集め、ガン組織から共通したウイルスを発見しました。それをＢＸウイルスと名付けました。

ノースウェスタン大学のケンドール博士（Dr. A.L.Kendall）とウイルスの分類に成功しました。これは大きくアメリカの新聞（「Evening Tribune」）で取り上げられたようです。

１９３４年にはカリフォルニア大学の後援で、16人の末期ガン患者をサンディエゴの病院に迎え、ライフの周波数療法を90日間受けました。結果、14人の患者のガンはなくなり、残りの２人はもう数ヶ月かかりましたが完治しました。

結果的に１００％の治療率だったということです。

ライフと彼の周辺の医師たちは猛烈に研究を続け、ヘルペス、ポリオ、脊髄髄膜炎、破傷風、インフルエンザ、および他の危険な病気の生物の膨大な破壊周波数を発見、記録し続けました。

１９３１年11月にライフは友人たちと「すべての病気の終わり」というタイトルのパー

ティを開いたくらいです。あらゆる病気がライフの周波数療法で治ると考えていたのです。

このすごい噂を聞きつけ、アメリカ医師会のボス、モーリス・フィッシュベイン（Morris Fishbein）という男がこの療法の権利を買い取ろうと持ちかけました。ライフはもちろん断りました。

この頃、ライフは機器の製造のためにレイ・ビーム・チューブ・コーポレーションという会社を持っていました。モーリスはそこに自分の技術者を潜り込ませ、訴訟を起こさせました。

長い時間をかけた法廷闘争の結果、ライフは勝ちましたが、その間に機材は破壊されライフの療法を実施していた医師たちはアメリカ医師会の脅しを受けていました。

こうしてライフはストレスのせいでしょうアルコール中毒となり、残りの人生では特に何もしていません。

１９５０年にはジョン・クレーン（John Crane）と機器を作ろうとしたようですが、ジョンは顕微鏡の権威というタイトルが欲しかったようです。１９６０年には、クレーンは研究室の機器と記録を破壊してしまいます。そして詐欺の罪で刑務所に収監されました。

１９７１年8月11日に、カリフォルニア州エルカホンのグロスマン病院でライフは心臓発作で亡くなりました。

11. ライフ周波数療法とは

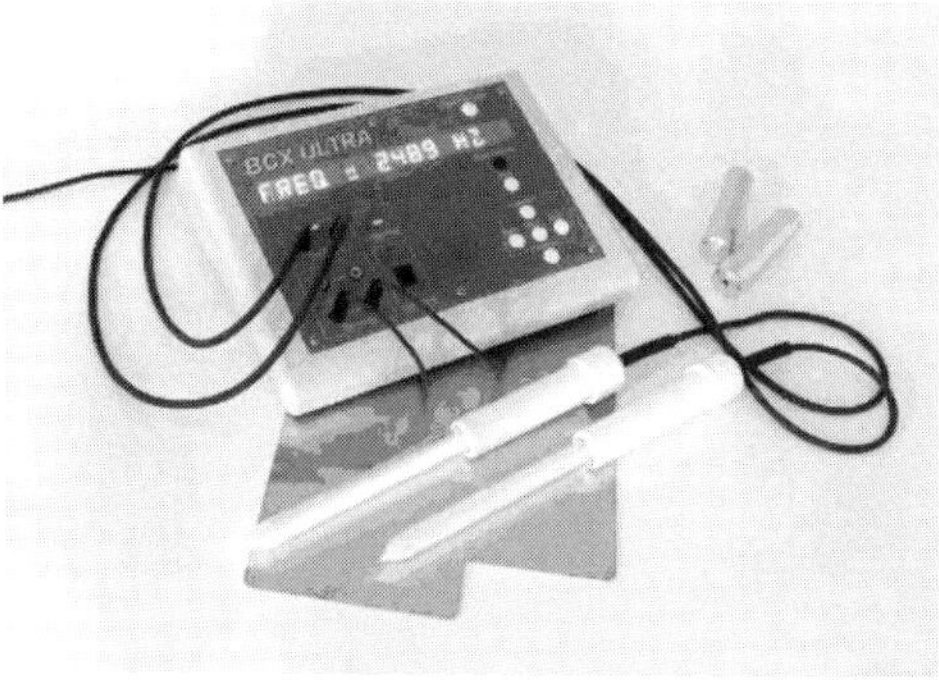

ライフの周波数療法を再現できるとされる機器

具体的にライフの周波数療法とはどういうものでしょうか？

実は現在、世界中で「ライフの周波数療法を再現できる」と称する機器は売られています。

例えばこのような機器です。

周波数を指定し、手や足に通電する電極を付けます。電圧は20ボルト前後で、出力は巷の低周波治療器と変わりません。

人体に通電する以上、日本では薬機法に基づいて厚労省の認可を得なくてはいけません。

しかし低周波治療器と異なり、日本で「ライフの周波数治療機」としているものはありません。

日本でライフの周波数療法は多少名前を知られていても実用化されない理由は、機材が安全のために認められないという点にあります。

12. ライフ周波数療法の評価

マインド・クラフトでは、販売している装置の感想やレビューを集積しています。例えば、シューマン周波数を発生するポータブル機器を販売していますが、多くのフィードバックをいただき、効果を感じていただいている方は多数おられます。

ライフの周波数療法も再現していましたが、効果があるフィードバックはあまりなく、インターネット上でも装置は多数あれど、効果についてはあまりいい報告がなかったのです。

また、ボブ・ベック博士も人体におよそ1ヘルツの微弱な交流を流すことでＨＩＶウイルスの撲滅に成功した経験を持っていました。ドン・パリス博士とボブ・ベックは先に述べたように深い交流を持っており、彼らの見解では微弱な交流を流せばよく、周波数はあまり関係ないと考えています。

13．日本におけるホメオパシー

SE-5 1000には、ホメオパシーやフラワーレメディを作る機能があります。日本にもかなり輸入されています。

イギリスにもホメオパシーを作る大変有名な装置があります。

表だっては言いませんが、そういう装置でレメディを製作して販売している会社は多数あります。

しかし日本で活動している知識と経験豊かなホメオパスたちに聞いても、彼女たちはレメディ自体が有効であるかどうかを感知する能力はありませんでした。

市販のホメオパシーやフラワーレメディがどんな作られ方をし、どんな保管をされ、場合によっては効果を失っていてもわからないのです。

彼らは、インドの権威あるホメオパスが「マシン生成のホメオパシーは効かない」と言うと、それを鵜呑みにするしか方法がなく、もっぱら権威主義です。

クライアントへの適用の仕方も長い長い問診をし、もっぱらクライアントの自覚症状に頼り、リストされるホメオパシーの適用を試みることを延々と繰り返すものです。

いつかはハーネマンや有名なホメオパスのように診断ができるだろうと夢見ていますが、現実はとても厳しいようです。

お断りしておきますが、ホメオパシーもフラワーレメディも後述するようにすごい効果をもたらします。的確にクライアントに合えば、ですが。

ここまで、ニューライフリメディ療法を支える技術

- イデア
- ホメオパシー
- ラジオニクス
- ライフ周波数療法

を概観してきました。

これらはニューライフリメディ療法のリメディ作成を支える技術です。

技術はあっても、数年前まではラジオニクス装置で作ったホメオパシー、フラワーレメディについての効果は疑問を持たれ、ライフ周波数療法はそのままでは日本では違法であ

り、世界的にも効果は芳しくない状態でした。

14. ニューライフリメディ療法

ところが、すべての状況が星先生の実験で変わりました。

星先生は、ものすごい忍耐力でライフ周波数リストを水に転写しました。

通常のコイルの弱い電磁波でも周波数は水に転写できます。専用の装置がない初期に、星先生は1つ1つの周波数を数十分ずつかけて転写してレメディを作っておられたのです。

作ったボトルは周波数によって明らかに性格が違うのです。

そして星先生は各々のボトルの性格の違いを検知します。言い換えると、効かないボトルは「効き目が出ない」とはっきりおっしゃるのです。

同様に藤井先生も、使えるかどうかについては同じように判断してくださいました。特にフラワーリメディなどは相当数のテストを行っていただきました。

お二方を見て、私は単なるヒーラーと治療家の実力の差を目の当たりにすることになりました。

治療家の先生たちは普通、患者、クライアントに対して自覚症状についてあまり質問はしません。

理由は愁訴が原因であることはめったになく、患者、クライアントの体に聞いたほうが的確で早いからです。

「2回で何か結果が出ないと、患者さんは二度と来ないよね」と笑いながら言う治療家は、時間に追われる厳しい環境で仕事をしておられます。

そもそも鍼灸をはじめとし、なんらかの療法の教育を受けている治療家は人体に精通しています。

星先生、藤井先生との交流により、止まっていた

- ラジオニクス技術で作成するホメオパシーやフラワーレメディ
- 誰でも使えるラジオニクス装置
- ライフ周波数療法

が1つに結び付いたのです。

ライフの周波数で加工した水や、物質の入っていないホメオパシーが、ラジオニクスの技術で作られます。

それでもすべてのレメディがコンピューター上に記録された周波数リストやレートとい

う情報から、水と出会うことで現実のレメディになるという現象は不思議なことです。
ライフの周波数を与える装置の内部はこのようになっています。

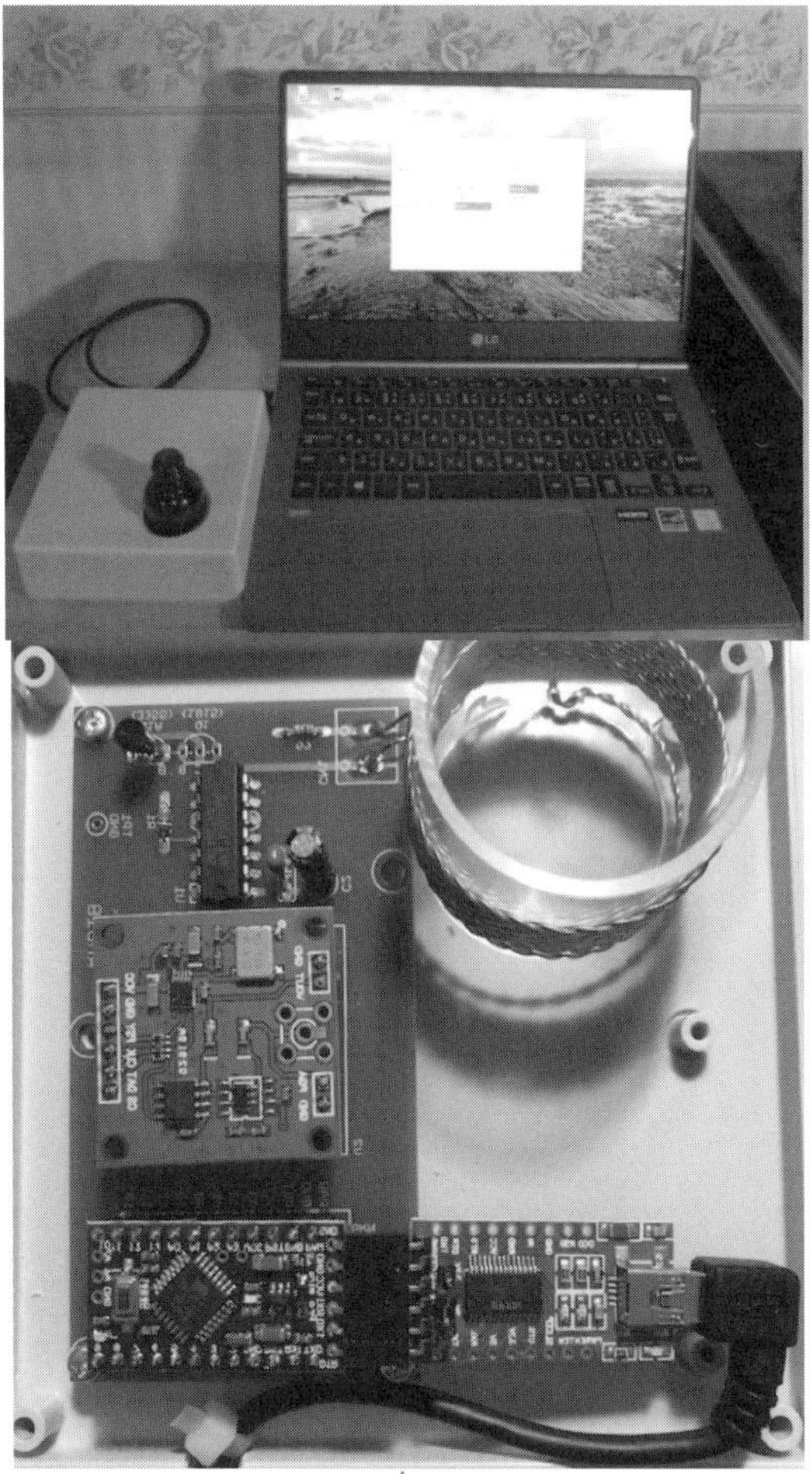

ニューライフリメディ製作装置の内部

パソコン側のプログラムから周波数のリストに従い、個々の周波数を装置に指令を出します。内部の周波数発生機は周波数を発振します。その周波数の波形を整えてスカラーコイルで出力をします。そのようにして、ボトルに入った水に周波数を当てます。

こちらはホメオパシーなどのレメディを作成する装置です。

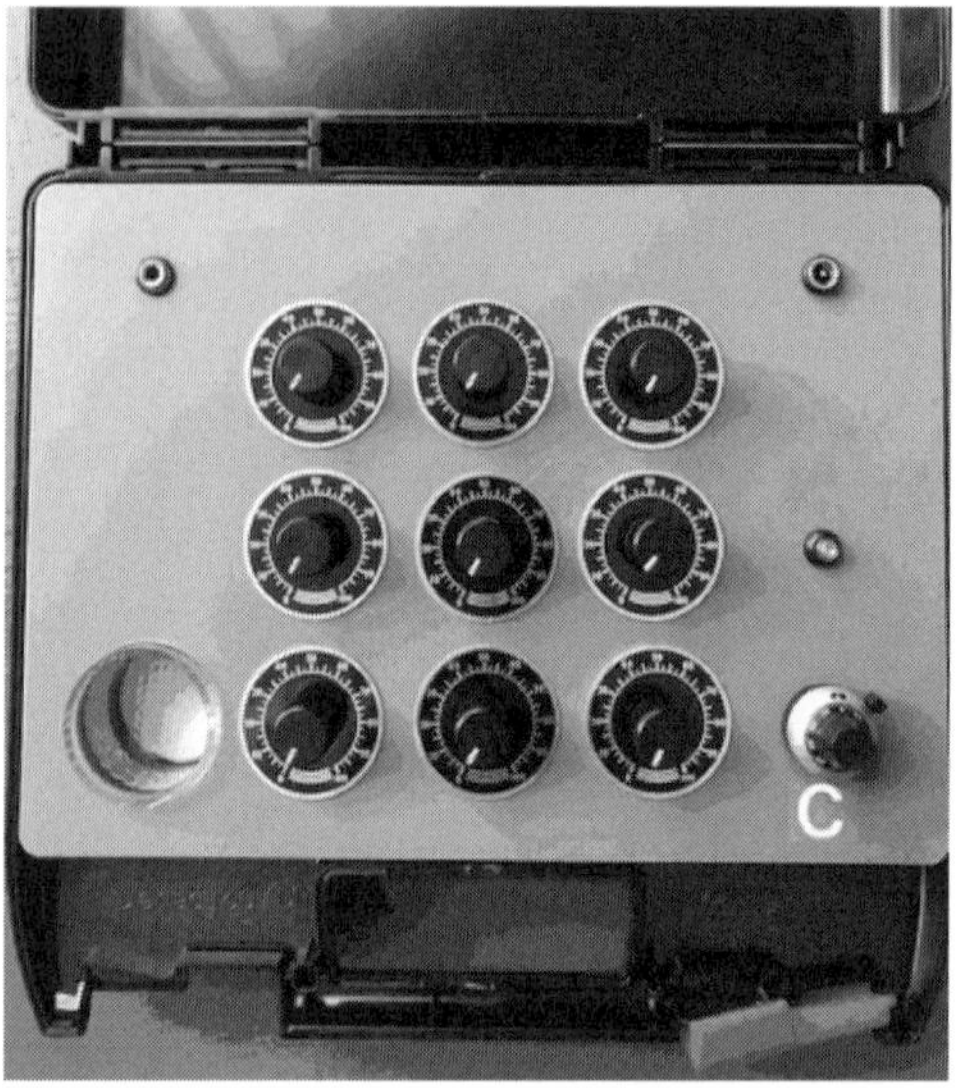

レメディを作成する装置

ラジオニクスの技術を使っていますが、ユーザーはラジオニクス装置を扱うための特殊能力を必要としません。誰もが使えます。

2つの装置は同じようにボトルに入った水を処理しますが、ライフ療法のために純然たる周波数を出すものと、ホメオパシーはラジオニクスのレートから作り出すものであって、歴史をご紹介した通り考え方が全く違います。

周波数のリストは2000以上あり

ますが、よく使われるいる周波数レメディが500種類くらい、バッチフラワーレメディ、ホメオパシーは3000種類ほどのレメディを、ニューライフリメディ療法の治療家の先生たちは使いこなしておられます。

患者さんを診て在庫がない思わぬレメディが必要になっても、さっとその場で作って提供されています。

レメディは人体にかざすだけで、飲みもしなければ体に刷り込んだりもしません。場合によっては、人体から離れたところからかざすほうがより効果的ですらあります。

しかも、結果が1分もしないうちにわかることも驚異的です。

詳細はこの章の後、各先生からご紹介があります。

私たちは、このかざすレメディを「リメディ」と呼んで区別しています。

現場を見ていると、クライアントの顕在意識は関係なく、人体を司っている潜在意識が目覚める信号をリメディが伝えているようにしか思えません。

ホメオパシーやフラワーレメディは、治療家たちの手により真価を発揮し始めています。

15. 終わりに

私がマインド・マシーンの装置に興味を持ったのは、トーマス・ガレン・ヒエロニマス（アメリカの電気技術者）の害虫駆除機器からでした。写真だけで毛虫を全滅させたといわれる機械があり、それが兵器にも応用されているかもしれないと記されていました。調べると兵器うんぬんは妄想レベルの荒唐無稽なホラ話でしたが、ヒエロニマスの業績は事実でした。その原理を考えると、科学ではまだわからないものの存在に気づきます。インターネットのない時代は、文献はあっても表層的なものばかりでした。インターネットが発達するとニッチな、一見、無価値な情報も掲載する人が現れてきます。そのおかげで様々な療法や現象の調査は進みました。

しかし、問題は調査結果の評価です。次のような例でご理解いただけるでしょうか。よくわからない現象に一般の人が最も出会いやすいのが、病気の治癒だと思います。ガンやアトピーに罹った人が、病院に通院しながらも様々な代替療法を頼っておられることは、ご存知かと思います。身近にもおられるのではないでしょうか。そんな中、ある療法で劇的に治る人がいます。俗にいう「医者もさじを投げた」原因不明の病が治癒する、この驚くべき現象を前にした時、人がとる態度は大別すると三通りあります。

最も多い態度が、「治癒した」という結果を絶対視し、どんな荒唐無稽な説明でも納得してしまい、自分に効果があったから万人にも効果があると信じ込む人です。科学的なアプローチを放棄し、権威主義的な態度は宗教に帰依した状態と重なります。そのためでしょうか、古来、宗教は病気治療に関わっています。

二番目の態度が、どんな現象にでも強引に憶測に基づく科学らしい説明を付け、付かない場合はなかったことにしてしまう態度です。仮に治療者に水を渡されていれば「水分を多くとったから治った」などと、なんの科学的根拠もなしに納得します。なにも「科学的」に見える理由が付きそうにないと、偶然に治ったという偶然のせいにします。偶然を持ち出すならばどんなことも説明可能で、それ以上考える必要はない思考停止状態です。それは科学を宗教としています。

現在の科学で、すべてがわかっているわけではありません。

病気の治癒で言うならば、多くの病は本人の自己治癒力により治癒します。外科を除けば、ほとんどの療法は自己治癒力の補助です。たとえプラシーボ効果（効果があると信じると実際に治癒すること）であったとしても、プラシーボがなぜ病気の治癒をもたらすのかについて疑問を持つことが科学的態度だと言えるでしょう。プラシーボだからで納得してしまうことは、科学的態度ではありません。科学的態度とは、因果関係が証明されていないことに「だろう」で理由付けを済ませてしまうことではないし、現在の科学で証明されていないことを「ありえない」と断言することでもありません。それでは科学は進歩しません。今では笑い話として語られますが、飛行機が理論的に飛ぶことが不可能であることを証明した学者がいたといいます。音速を超えて飛ぶことは不可能であることを証明した学者もいました。科学的な観点でものを言う場合は、事実を分析し、わからないものは「今はわからない」と言うべきでしょう。

三番目の態度は、一番目と二番目の中間に位置します。現象を崇めるわけでもなく、手持ちの貧弱な知識だけで強引に理論付けを行うわけでもない。一旦は効果をもたらした療法をよく観察し、試し、主張を十分に理解してみます。そこから現在の科学で説明が付かないか考えて、実験します。

この一度は受け入れて考えてみるというアプローチは、過去にも成果をもたらしてきました。鍼を扱う中国医学や不思議な儀式を行うシャーマニズムを学者が最初に研究した時は、表面的に見ただけで迷信と切り捨ててしまいました。不幸なことに、多くの重要な遺産を捨て去るという取り返しのつかない愚挙をおかしてしまいました。

後にごく少数の学者が中国医やシャーマンに弟子入りし数十年の修行をする、徹底的なフィールドワークをし、真の意味を理解したのです。持ち帰られた成果は、心理的な治療効果、薬草の効果、更には哲学などについて貴重な情報がもたらされ、中には現代科学を大きく進める成果をもたらしたものもあります。

この章で外観したラジオニクス、ホメオパシー、ライフの周波数療法の動作原理は物質科学とイデアの中間に存在するもののように思います。

科学としてわからないものはわからないとしながら、現実に良い効果をもたらすものを一旦受け入れて研究していくという科学的態度を今後も続けていきたいと思います。

第2章　ニューライフリメディ療法〈星　英之〉

1. ある治療院で

その施術室にある8段のファイルケースには、直径1・5センチ高さ4センチの水の入った小さな瓶がびっしりと入っています。1000本以上はあるでしょうか。

私は長年のリウマチで変形して曲がらなくなった膝や足首、手首をなんとか使って、やっとの思いでベッドに仰向けになりました。

先生は私のお腹や胸、頭や首を触って何かを調べているようですが、肝心な足や腕には関心がなさそうです。

先生はファイルケースのトレイを引き出して、何本かの瓶を取り出します。

そして、その何本かの瓶をお腹に載せて手のひらで覆いました。

10秒くらいすると、仰向けに寝ると必ず突っ張ったままの背中がなぜだか楽になっています。

「一度起きてください」

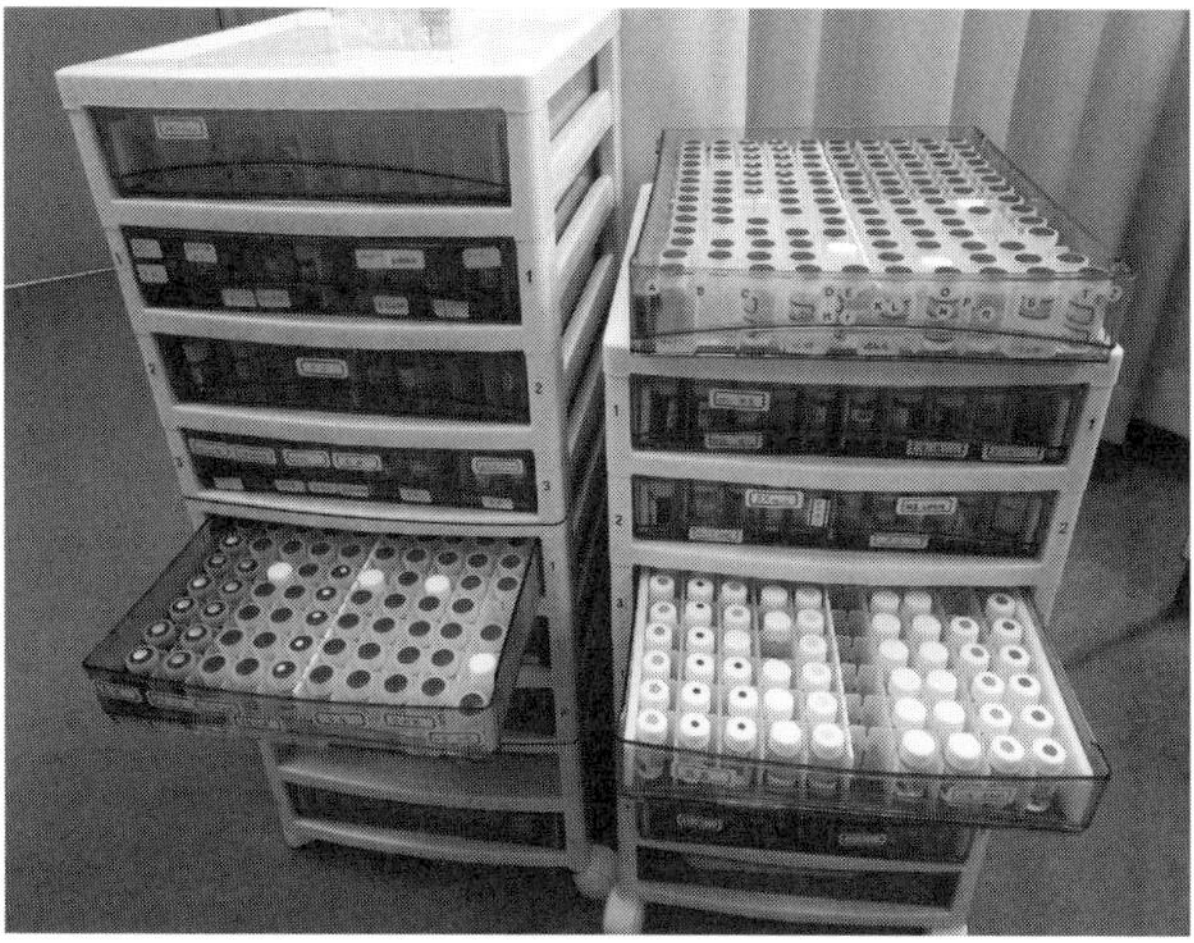
リメディトレイ（リメディを収納するファイルケース）

曲がらない関節のせいで大変ですが、腰や背中が動かしやすくなっていたので上手に起き上がれました。

「もう一度寝てください」

手首は痛いし曲がらないので大変でしたが、さっきより簡単に仰向けになれました。心なし膝が少し伸ばせるみたいです。

先生はお腹と手首に触れながら何かを調べています。そして、別のトレイから2本の瓶を取り出して、それをお腹と頭にかざしています。

何をしているんだろう？

手と足が暖かくなってきたなと感じた時、「手首と膝はどうですか？」と聞かれました。

動かしてみると、膝が伸ばせます。今まで7年間固まっていたのに！

手首も痛みはありますが、わずかに動かせます。改めて見てみると、関節の腫れが少なくなっているような気がします。

先生はさらに、手首と足首・膝に向かってさっきと同じ2本の瓶をかざし始めました。

手首に瓶を近づけたり離したりするたびに、手首の芯がジンジンします。そして、ある一点で瓶の動きが止まると、手首の中が溶けるような不思議な感覚が起こりました。

膝や足首でも同じことが起こりました。

「手首を動かしてみますね」

先生は右の手首をつかむと、いきなり動かし始めました。

私は思わず声を上げました。

「あっ！　やめて！　…あれっ？」

手首が動きます！　何年も少し掌側に曲がって固まっていた手首が、反らせたり捻じったりできます。

掌側にはまだ十分に曲げることはできませんが、大きなコブのように腫れ、固まっていた手首は少し腫れが残る程度まで形も大きさも変わっています。

同様に足首や膝も動きます。

「もう一度起きてください」

私は、体を捻じって手をついて、よいしょと起きて座った姿勢にすんなりと動くことができました。しかも痛みはほとんどありません。

「立ってみてください」

立ち上がると足首がゴキっと大きな音を立てましたが、膝を伸ばして立ち上がれます。

「歩いてみてください」

少し痛みは出ますが、歩けます。普通のように歩けるのは10年ぶりくらいです。

しかも、あれほど痛かった足首は全く痛みがなく、右膝のほうが少し痛いくらいです。

手首も曲がったままだった掌側への動きは不十分ですが、なぜか反対側には手をついて体を支えることもできるようになっています。


施術中に起きたり寝たりするのに時間がかかってしまいましたが、先生が私に瓶をかざしていた時間は全部合わせても５分くらいでしょうか。

激痛がなくなり動かせるようになったことはもちろん嬉しいですが、何より腫れ上がって曲がっていた関節の形が短い時間でここまで変わる現実を目の当たりにして、不思議なこともあるもんだと思うばかりでした。

2. ニューライフリメディ療法の誕生

先ほどの出来事は、ある新しい療法の初診で起こった出来事です。

長年の固着や変形がその場で変化することは物理学的、生理学的にはありそうもないことですが、この療法ではしばしば起こります。

しかも、水の入った瓶をかざすだけなので触れる必要すらありません。

少し常識はずれな効果をもたらすこの治療法は、ニューライフリメディ療法といいます。

この章では、この不思議なニューライフリメディ療法がどうやって生まれたのか、ニューライフリメディ療法とは何なのかについてお話しようと思います。

■体の反応（オステオパシーの触診から）

私は、オステオパシーという療法を30年近くやっています。

オステオパシーというのは、アメリカで100年以上前にアンドリュー・テイラー・スティルという医師が発見した治療法です。

それは、人間の体の働きを触知する技術を磨き、解剖学や生理学の知識を利用して問題を見つけ、その問題を手技によって調整して体の変化を観察するというものです。

その中には現在の手技テクニックやエネルギーテクニックの原型となる優れたテクニックが多くありますが、オステオパシーで一番大切なのは、そうした考え方に基づいて人の体に取り組む姿勢だと思います。

従って、オステオパシーにおいて最も大切なのは、問題部位がどこであるかを見つけ、それがどのような状態であるかを把握して、どこに働きかけるべきかを知るための触診能力だと思っています。

問題に重要な関係のある異常部位が変化すれば、体は勝手により良い状態になるはずです。

「悪いところ」ではなく、体がバランスを取り戻そうとする反応を妨げている部位を触診で見つけて、そこが対応できるようになれば体はバランスを取り戻すというわけです。

私が治療の世界に入ったのは、在学時に当時銀座にあった田尻茂先生の銀座治療院で働かせていただいたのが始まりです。

初めに田尻先生から「人間の体は触れるだけでも変化する。それがわからないうちは患者さんに触れることはできない。とにかく観察しなさい」と言われました。

観察は初めは退屈でしたが、様々な視点で「見る」ことに集中し続けていると、次第に先生や患者さんの行動パターンや、歩き方や立ち方に現れる体の変化が見えるようになりました。

それから少しずつ治療家としての触れ方、立ち方、力の使い方と感じ方、触診の方法、観察の要点、動作としては現れない操作を見取ること、などを教えていただきました。

患者さんと接することができるようになってからは、当時はまだ日本で公開されていないオステオパシーを研究勉強させていただきました。

治療家にとって最も大切なことを、スタート地点から田尻先生の下《もと》で指導していただけたのはとても幸運でした。

栃木県日光市で開業してからも、興味は刺激（といっても触れる程度ですが）に対する体の反応と変化でした。様々な変化を感じ取れるように触診ばかり研究していました。問題と本当に関連している異常部位（不自然な反応を示す部位）を注意深い触診で見つけ、そこに対して極めて小さな力を使って働きかけると体全体が変わる。そんなオステオパシー治療をしながら、どこがどのように不自然なのかを、より詳しく正確に把握できるようになることを目標に努力しました。

毎日患者さんの体から多くを学びました。

10年近くかかって、自分の調整はある程度できていると思えるようになってから、新しい問題が見えてきました。

・脊柱は完全に調整できているのに、首の回旋が改善しない

・内臓の調整はできているのに、全身の状態や動きが改善しない

というケースです。

そういった患者さんは1ヶ月後に再診する時には同じような状態に戻っていたり、あまり体の状態が変化していなかったりします。

そんな患者さんに対しては、触診の延長としてのエネルギー体（としか言えません）の

評価と調整を行うと劇的に良くなったり、あまり効果がなかったりという結果でした。そんなことをしながら、さらに深く体を評価できるようになろうと研究しました。

当時はそれしか思いつかなかったし、治療というのはそういうところを研究して改善させることで臨床の成果を向上させていくしかないものだと思っていました。

もっと上手になれば成績が上がるだろうと考えてたわけです。

今では、ある効果をもたらす方法は、その方法が影響を与えることができる範囲においてのみ有効であることがわかったのですが、万能な方法があるはずだという幻想はなかなか超えられませんでした。

まだ見つかっていないある重要な1つのシステムに働きかければ全体が向上し、様々な問題が解決する魔法があるはずだ、と。


同じ時期、コーヒーやたばこ、酒、食品などが体にどう影響しているかを調べるために、様々な食品や嗜好品のサンプルを小さい瓶に入れて検査するということを実験していました。

例えば、胆囊の自動力というリズミカルな動きの異常が再発する患者さんに対して、サンプルを1つずつ近づけながらその動きをモニターするとします。その結果、次のようなことが判明します。

・ワインのサンプルを50センチ以上近づけると動きが止まり背中が痛くなる
・それ以外のサンプルでは動きは止まらない

このような場合、その患者さんにワインを控えてもらうと再発がなくなるという結果から、個人の生活習慣や嗜好で起こる問題は自覚してもらって生活習慣を改めてもらう必要があると考えました。そのための検査に様々なサンプルの瓶を使っていました。

今思えば浅はかな結論ですし、万能的な方法を求めるスタンスとも矛盾していますが、サンプルを近づけて症状がはっきりと悪化する患者さんには１００パーセント有効だったので、再発のあるケースでなかなか改善しない場合には時々こんな検査をしていました。

■リメディ化の発見

平成26年の春、ダンピング症候群の患者さんを治療することになりました。ダンピング症候群というのは胃を切除した後に起こる問題で、食べ物が直接小腸に入るために全身の倦怠感や眩暈などが起こるものです。しかも、その患者さんは空腹時に吐き気が起こるという症状も持っていました。

初診の時は体のどこに触れても嘔吐反射が起きるほどでしたが、少しずつ工夫することで治療できるようになり、次第に体調も良くなってきました。

とても緊張が強い患者さんで、リラックスして脱力できない人でした。

固まった頭を触るたびに「オステオパシーの頭蓋治療でこの頭が緩んで動き出せば、さらに良い感じになるのになぁ」と思い、頭を評価しようとすると嘔吐反射が起こります。ただ触るだけなら大丈夫なのですが、治療的に触れるとその瞬間に嘔吐反射が起こります。

頭蓋さえ治療できれば！

そう思い何度かチャレンジしましたが、どうやっても頭から介入することはできませんでした。

その少し前から、ホメオパシーのレメディを自分自身や協力してくれる患者さんに試してもらって実験していました。

ホメオパシーの服用で激的に良くなる人もいましたが、変化のない人もいました。レパートリーというホメオパシーの処方リストに当てはまらないレメディで良くなる人もいれば、ある処方にピッタリ当てはまっているのにそのレメディが効かないこともありました。

そんな経験から、ホメオパシーの効果の性質を研究していました。

例の頭から治療介入できない患者さんに、触らないで済むホメオパシーを試して見ようと思いました。しかし、次回の来院時に効果がなかったら別のレメディを処方するという方法では、効果的なヒットレメディに当たるまでどれだけの期間が必要となるかわかりません。

その時、以前やっていた食品サンプルを使った検査実験のことが思い浮かびました。コーヒーや砂糖であれだけ即時的な反応があるのだから、ホメオパシーレメディでも反応が起こるのではないか。そうすればその場でヒットレメディが見つけられるのではないか。

早速、砂糖玉のホメオパシーレメディを水に溶いていくつかの小瓶を作りました。次回はこれを試してみよう！

体調はだいぶ良くなっていますが、仰向けに寝てもやはりリラックスできません。どうせ頭を評価しようとすれば吐いてしまうので、今回は何も言わずにホメオパシーの小瓶を試してみます。

最初に試すのは、イペカックという吐剤にも使われていた植物から作られたレメディで、吐き気や楽しめない気分に対して処方されることが多いというレメディです。

ホメオパシーの処方リストがそのまま当てはまることが少ないことは経験上わかっていましたが、今回は上手くいけば一度に数十種類のレメディを検査できるので、とりあえずこのレメディの瓶を試してみました。

不機嫌そうに緊張している患者さんのお腹から胃・食道とかざした瓶を移動させ、瓶が喉を通過した瞬間に「グオーッ！」という大きな鼾《いびき》とともに、その患者さんが深い眠りに落ちました。

！！！！！！！

何が起こっているのか理解するのに、何秒かかかりました。

今まで何をしても治療中に眠るどころかリラックスすることもなかった患者さんが、イペカックのレメディを溶いた水の入った瓶を喉にかざした一瞬で深い眠りに落ちています。

瓶を慎重に頭のてっぺんまで移動させ、再び胃まで動かします。患者さんは眠ったままですが、瓶が喉のところに来るたびに大きな鼾をかきます。

場所が関係するのかなぁ。

瓶の距離はどう関係するんだろう？

様々な疑問が湧いてきましたが、今回はこの患者さんの頭を治療できるようにすることが目的だったので、今がチャンスと頭蓋の治療を行いました。

それ以降、その患者さんは頭の治療も普通にできるようになり、治療中もリラックスできるようになりました。

これが、ホメオパシーレメディなどの情報水を瓶に入れた「リメディ」を体にかざすことで作用させる、後のニューライフリメディ療法の始まりです。

初めてのチャレンジで劇的な体験をしたので、様々なホメオパシーレメディを取り寄せてリメディを作って実験しました。飲んだり体に塗ったりするのではなく、かざして反応させることで作用させるこの方法は、水という媒体を使うことで生きている細胞に効果的に情報を伝達するようです。

実際に砂糖玉のレメディでも的確な位置に配置すると体は反応しますが、水に入れた小瓶のようにははっきり変化しません。

後ほどの研究で水にもいろいろな要素が影響していることがわかりましたが、水溶液の小瓶にしてかざして使うための情報水を、以降は「リメディ」と呼ぶことにします。


実験によって、数種類のリメディは臓器の特定の問題に効果があることがわかりましたが、他はレパートリー通り効くこともあれば効かないこともあります。

ホメオパシーリメディと起きる現象のパターンは、やはりはっきりしません。

そこで、特定の病理組織から作られたホメオパシーレメディの情報なら意味のある反応パターンが見つけられるかもしれないと思い、実験してみました。

確かに、結核のリメディは（感染の有無にかかわらず）肺や脊柱に影響し組織の反応性を高めてくれます。パターンの一片が見つかりそうです。

しかし、ホメオパシーの病理組織から作ったレメディは入手できるものが少なく、病理組織や病原体の情報を持つリメディをどうやって集めようかと考えました。

そこで見つけたのがライフ周波数です。

■ライフ周波数リメディ

100年近く前にウイルスを観察できるという光学顕微鏡を作り、病原体のサンプルに様々な周波数を当てて実験し、特定の病原体を破壊する周波数を見つけ出して驚異的な治癒率のデータを残したと言われているライフ博士のことは、失われた秘密に対するロマンのようで大好きでした。

少し調べるだけで、いくつかのライフ周波数リストが見つかります。

周波数リストには、たくさんの病原体や病気の周波数が載っています。

ウイルスや細菌などの情報リメディならば、意味のある反応パターンを見つけられるかもしれません。

この周波数情報でリメディを作れないだろうか？ライフ周波数を電磁波として瓶に入った水にさらすことでできるかもしれない。

ライフ周波数で使われている数ヘルツから数百キロヘルツの周波数を正確に発生させる機械を探しました。本体とコイルが一体化しているものは本体の電磁波の影響をなくせないので、コイルは別になっているものでなければなりません。

様々なライフ周波数治療器の中から、マインド・クラフトの周波数治療実験キット（販売終了）を見つけました。マインド・クラフトのサイトを見ていただければわかると思いますが、ここでは様々なオカルト的な現象について中立的な視点で記事が書かれていて、自分の研究分野とも重なるものが多く扱われていることから、私も以前から時々拝見していました。

こんなサイトを作る人って、どんな人なんだろうと興味を持っていました。

早速、周波数治療実験キットを購入して実験してみました。

キットは、周波数を発生させる装置と増幅アンプから出来ています。アンプにはコイルが内蔵されているので、周波数を設定して水の入った瓶をコイルの真上に載せてみました。

試行錯誤の結果、次のことがわかりました。

・水に周波数の情報を転写することは可能である
・転写には矩形波が有効である
・転写には、情報を定着させるための時間が必要である（当時は1つの周波数につき40分でした）
・1つの瓶に10種類の周波数情報を転写することもできる（ライフ周波数は、1つの項

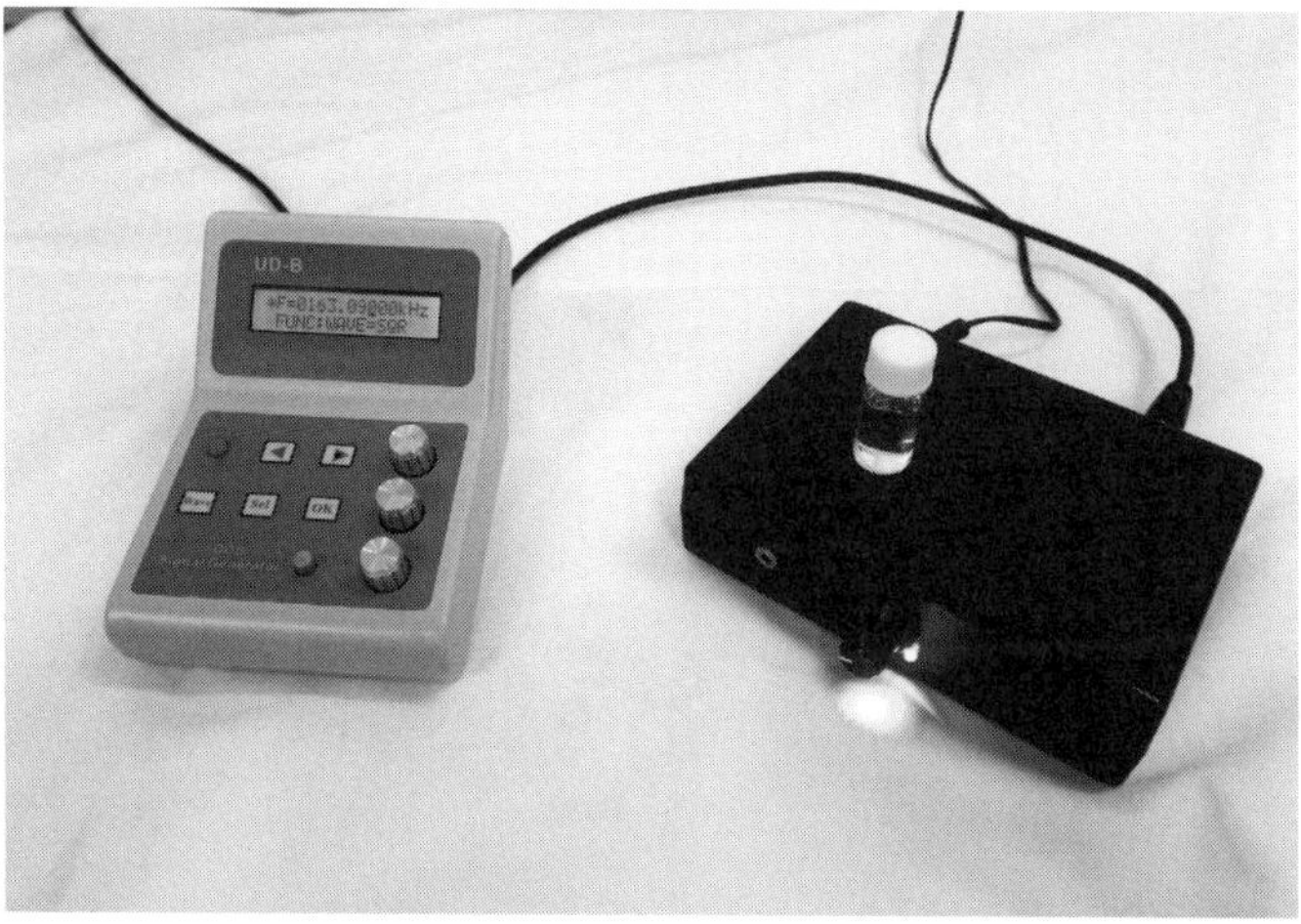

周波数実験キット（初めてのライフ周波数リメディは、この周波数治療実験キットで作られました）

目につき10種の周波数が記載されているものが多い）

そして、数本のライフ周波数リメディを製作して、体にどのような反応が起こるかを調べる実験をしてみました。

デトックスのリメディはほとんどの患者さんで反応し、腸や肝臓などの臓器の負担を軽減します。結核の周波数リメディもホメオパシーで作ったリメディと同じように影響します。

インフルエンザやアデノウイルスのリメディは胆嚢や膀胱、脳の負担を軽減します。

また、風邪の発熱や関節痛、咳などの症状をその場でなくしてしまうこともありました。

反応が起こらない患者さんは極わずかだったので、ライフ周波数リメディは「使えるリメディ」であることがわかりました。

この時は、ほとんどの人に影響している可能性が高い病原体や毒素に関する項目でリメディを作って実験していたので、幸運にも使えるリメディばかりだったのです。


それから数十種類の「使えるリメディ」を患者さんに使ってみると、即座に体が変化するということがわかり、一度の手技治療ではとても変えられないような長年の関節の変形が10数秒で改善してしまう体験も増え、ライフ周波数リメディの使い方も次第にわかってきました。

この新しい発見が嬉しくて、購入商品のレビューという形でマインド・クラフトに報告してみました。

本来の使い方とは全く違う目的での報告でしたが、高尾さんは「実験とはそれでいいんです」と言ってくれ、それからいくつかの情報の転写実験を一緒に行いました。

そして、実際に体験するために栃木県日光市の私の治療院に来てくれました。

高尾さんは実際にリメディでの治療を受けて、この療法の可能性を感じてくれたようで、実験用の様々なコイルを後日送ってくれました。

先ほど述べたように、ライフ周波数は1つの項目に10種類の周波数があります。当時の作り方では1つの周波数につき40分、周波数の設定手順などを含めて1つのライフ周波数リメディを作るのに500分かかりました。

製作時間の短縮は課題の1つでした。送っていただいたコイルの中の無誘導巻きコイル（スカラーコイル）で製作すると、1つの周波数を10秒で転写でき、リメディとしての効果も強く、何より情報の保持が強力になることがわかりました。

今までの作り方ではリメディを直射日光に10秒くらい当てると効果を失うのに、スカラーコイルで転写したリメディは数分間当てても情報を失いません（でも、直射日光は避けてください）。スカラーコイルで転写した周波数リメディは、他のコイルで作ったものよりも10倍以上情報を維持してくれます。

これは大きな発見であると同時に、スカラーコイルからは電磁波は出ていないので何が周波数情報を水に伝えているのかという新しい疑問が現れました。

私には未だにその理由はわかりませんが、より効果的なリメディが作れて長持ちするという事実からスカラーコイルを使っています。

磁力や電力だって完璧に解明できているわけではないのに、我々は毎日利用しています。理論や機序が解明されていなくても有用ならば採用することが私の方針です。

頑張っても1日1本だったのが10分で作れるようになったので、今までの分の作り替えも含めて数百本のライフ周波数リメディを作り、さらに実験してその特徴を探りました。

もちろん、そのリメディを体にかざした時にどのような反応が現れるか、同じ条件で使う時に同じ現象が現れるか、が基準です。

ライフ周波数の病原体リメディは明らかにその病原体の影響をなくすこともあります。インフルエンザの高熱や関節痛などの症状がその場でなくなることもある一方、熱は下がらないのに発熱の辛さや関節痛がなくなることもあります。

病院の検査で陰性になることもあれば、陽性のままなのに症状がないまま過ごせる人もいます。

一方で、狂犬病やエイズ、破傷風など、感染していない病原体のリメディで体が良くなる場合も多く見られます。

ライフ周波数にはパーキンソン病などの病名の周波数もたくさんありますが、必ずしも名前通りの適用となるわけではありません。名前とは異なる特定の作用を示す病名リメディもあります（これはホメオパシーリメディも同様です）。

パーキンソン病の患者さんにパーキンソン病の周波数リメディをかざして良くなれば簡単ですが、やはりケースごとの病気の機序から問題点を見つけて、それを修正することが必要だということです。

これはオステオパシー治療においても同じで、ある特定の部位を修正すれば○○が治るというわけではなく、その問題に大きく関連する部位の異常が少なくなるから○○が良くなるという結果がもたらされるのです。ですから、リメディをオステオパシーと同じ視点で効果的に使えば、手技では把握することのできない分野の問題も扱うことができるという可能性があります（これは、鍼灸やその他の視点からリメディを使うことも可能であるということを示します）。

また、たくさんのライフ周波数リメディの中には、外傷のショックをなくしたり血液の循環を促進したりという特定の効果を持つ対症的に使えるものもあるので、それを使って緊急的に骨折の症状を軽減したりすることにも使えます。

数多くのライフ周波数から周波数リメディィの基本的な作用パターンを理解するために、その場の体の反応で確かめやすいリメディィを10項目約300種リストアップしました。

ここには病名リメディィはほとんどありませんが、このリストのリメディィを使ってアプローチしたほうがリメディィを効果的に使う方法を理解できるのではないかと考えました。

これは、病名リメディィに効果がないということではなく、仮にパーキンソン病のリメディィでパーキンソン病が良くなったとしても、患者さんのどの問題が変化したから良くなったのかがわからなければ応用することはできないと思うからです。

同じ頃、高尾さんはその300の周波数リメディィを自動的に製作するための機械とプログラムの開発に取りかかりました。

これが完成すれば、少ない時間と労力で大量のリメディィを作ることができます。そうなれば、他の治療家の先生にも、この新しい療法を試してもらうことができます。

ライフ周波数の新しい応用方法であるニューライフリメディィは、こうして生まれました。

ニューライフリメディィ療法を公開する準備が整いました。

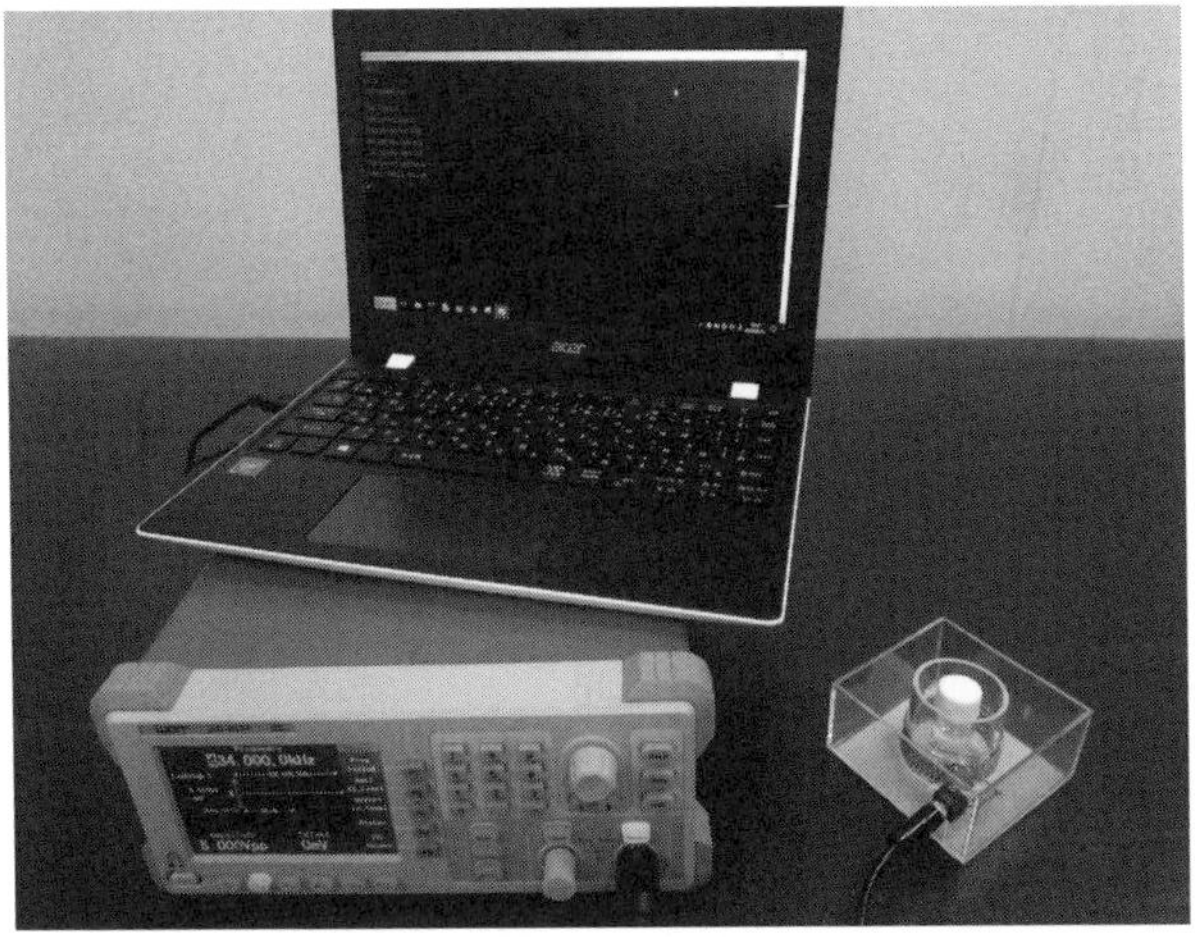

リメディメーカー pro（正確な周波数を発生させる大型の bbs とコイル、パソコンでリメディを作る初期のリメディ製作機）

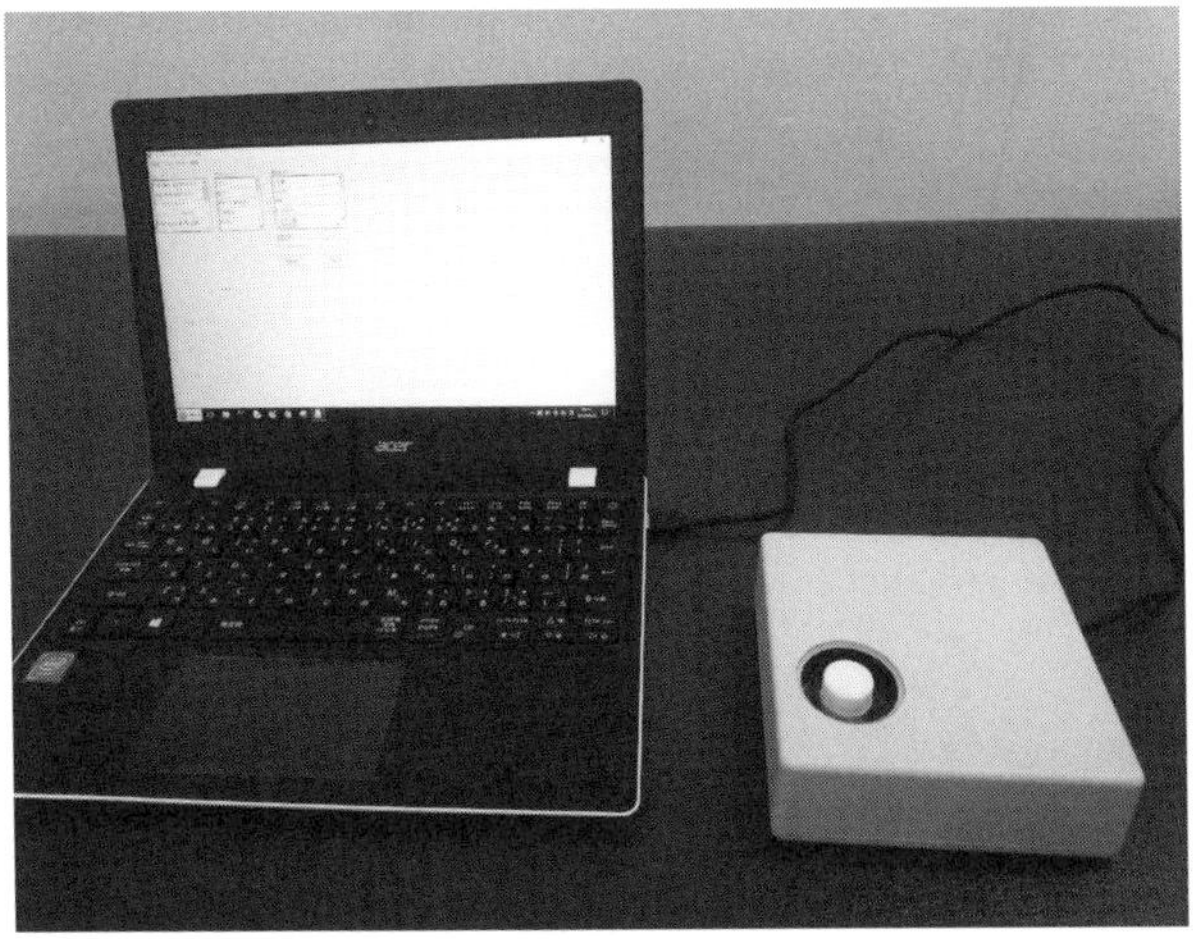

リメディメーカー pro ２（正確な周波数発信と転写機能はそのままに、現行機種の pro ２は小型軽量化されて、出張先でも製作できるようになりました）

■ニューライフリメディ療法セミナー

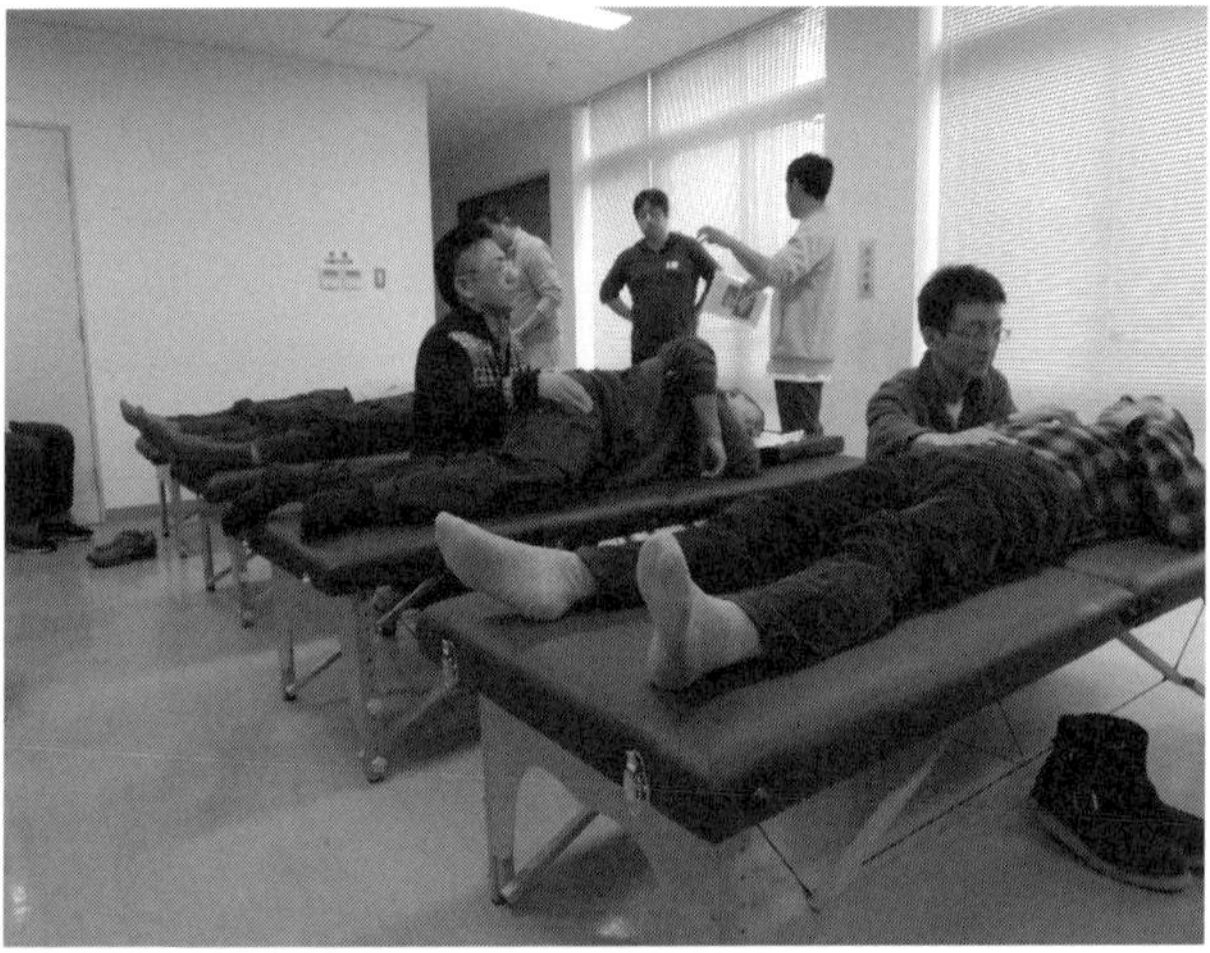

鬼怒川温泉セミナー（第１回ニューライフリメディ療法セミナーを栃木県の鬼怒川温泉で開催しました）

平成29年3月、第1回目のニューライフリメディ療法セミナーは、私の治療院の近くの鬼怒川温泉で行いました。

今思えば、東京から3時間の田舎で無名の治療家が無名の療法のセミナーを開くことは無謀だし、出席される先生方にも大変不便を強いる形でしたが、何しろ30年近く患者さん相手に研究するばかりでセミナーに出席したこともない人間が、今回のセミナーを作ることで精一杯だったので、そこまで気が回りませんでした。

それでも藤井先生をはじめ、全国から8名のライフ周波数マニアの先生が集まってくれました。高尾さんとゼロマザーズ㈱の

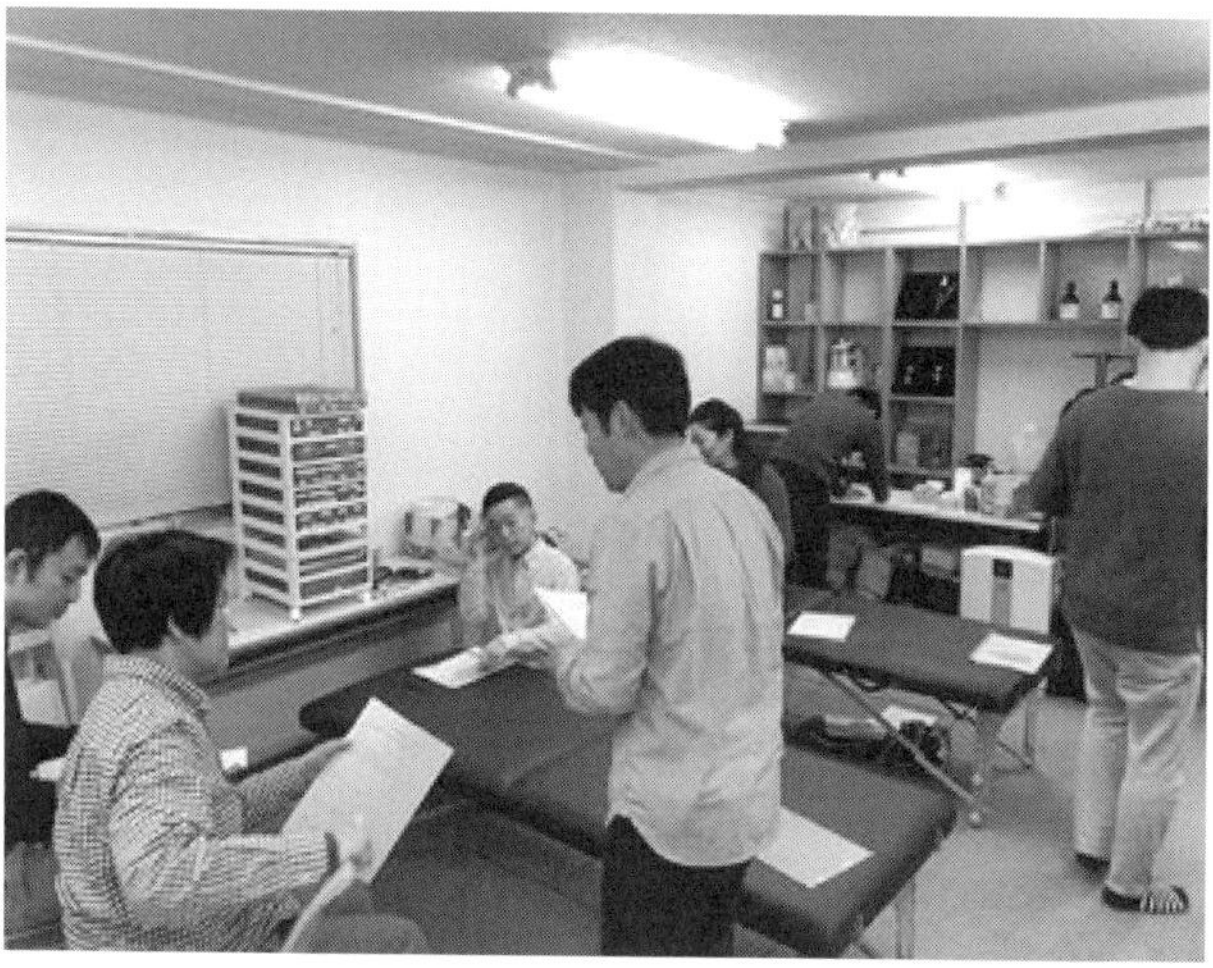

ゼロマザーズでのセミナー

末武社長も見学に来てくださいました。

セミナーでは、リメディが実際に即座に体を変化させることと、リメディの選択には先入観が邪魔をすることがあるということを、実際に体験してもらえるようにしました。

セミナー後も、実際にリメディを使って起こった臨床の報告をたくさんいただけたので、満足していただけたのではないかと思えました。

その後のセミナーは、末武社長のご厚意で東京駅から徒歩15分の八丁堀のゼロマザーズセミナールームを使って開催するようになり、回を重ねて現在はたくさんの治療家の先生方にニューライフリメディ療法を活用していただいています。

3. 波動療法としてのニューライフリメディィ療法

ホメオパシーは、発見から200年経った今も世界中で使われています。ラジオニクスから発展した波動機器（治療器）も、同じく世界中で使われています。

その作用原理は科学的に認められていませんし、真っ向から否定する論文もみられるにもかかわらず、現在まで使われているのです。

その理由は、因果関係や機序は不明であっても、しばしば劇的な効果をもたらすことがあるからです。しかし、効果が認められないケースもあり、再現性は良くないようです。

ホメオパシー、フラワーエッセンス、フラワーレメディ、ラジオニクス、波動分析治療器、周波数治療器など、これらはすべて「効く時は効く」が「必ず効くというわけではない」ということです。

未知の原理で作用する現象を、人間が作ったルールに当てはめて使うことに問題があるのではないでしょうか。

ライフ周波数リメディもホメオパシーや波動治療器と同じようにある種の「情報」を持ち、その「情報」は実際に人体に影響を及ぼすものですが、目の前のクライアントに対してどの情報を使うかを選定する方法と、選定した情報をどのように人体の細胞に伝えるかが問題なのだと思います。

ホメオパシーでは詳細な問診からレメディを選びますし、波動治療器は機械のプログラムが必要な波動をリストアップしてくれます。選んだレメディや波動の情報が適していれば改善や変化が起こりますが、変化が起こらなければもう一度選び直すことになります。

情報が作用する対象が臓器や細胞といった物質でも、心理状態やエネルギー体という目に見えないシステムでも、その結果は今存在している肉体を持った人間の変化として現れます。

それならば、体の反応に聞いてみることが一番確実だと思います。

「選んだ情報が当たりなのかどうなのかは、その情報に体が反応して変化するかどうかで判断する」と言うのは単純ですが、とても重要なことだと思います。

リメディは、持つだけでも選定した情報が適合していれば体は変化しますが、触ってはっきり反応がわかるくらいの変化を起こすには、リメディを適した部位の適した距離に配置する必要があります。

このことが逆に、選んだリメディが本当に合っているかどうかを確認する方法にもなります。

かざしてもあまり反応が起こらなければ、「はずれ」だったとわかります。

間違いにその場で気づくことができるところが、ニューライフリメディ療法の最大の特徴だと思います。間違いに気づくことを重視している療法って変でしょうか？　私はとても大切なことだと思います。


長年オステオパシー治療を行い、体の反応や変化を感じることに費やした経験は大いに役立ちました。

ニューライフリメディ療法は、基本的な手順に従って行えば、誰でも可能な療法なのですが、体の反応に気づくことができないで使うと、他の波動療法のようにトライ＆エラーの繰り返しになってしまいます。

従って、現在は日々の臨床で患者さんの体に触れることに精通しているプロの治療家のみを対象に講習することにしています。

4．人間の限界と無限の可能性

知識と経験は治療家の大きな武器です。ニューライフリメディ療法でも、約300本の基本リメディを10種のカテゴリーに分類して使う経験を積んでもらいます。

それによって、「このリメディは○○に影響する」とか、「こういう状態に対しては○○系のリメディが効果的だ」という知識と経験を積み重ねてもらい、それから各自の治療体系に応用してもらうように推奨しています。

しかし、ライフ周波数は必ずしも名前通りの作用を持つものばかりではありません。自己免疫の問題が自己免疫疾患関係のリメディではなく、動物の病気のリメディでその場で改善したりすることもあるなど、まだまだわからないことだらけです。

8割の患者さんに対して知識と経験からリメディを選定して上手くいっても、残り2割には反応しないこともあります。

この場合は、知識と経験がフィルターになって判断に影響していることが考えられます。

目の前の患者さんに対して先入観を持たずに臨むこと。

結果を予想したり願望を抱いたりせずに、起こる出来事を冷静に観察すること。


これは本当に難しいですが、大切なことです。

また、リメディィの周波数情報を体に反応させている時に、術者が「ある思い」を注ぐと情報が歪みます。人の思いも情報であり、ある種の波動を持っているからです。

ニューライフリメディィ療法では、検査やリメディィを使う時に思考が介入しない方法を用います。

リメディィを使う時には、そのリメディィが最も体に影響を及ぼす部位と距離、角度などを調整することに意識を使います。

検査に関しても、予想することのできない条件で行う実習をしてもらいます。

このことが、今の自分の知識と経験を超えた現象に遭遇するチャンスを増やします。

その体験が、今までは気づかなかった新しいシステムの存在や関連性を発見するきっかけとなるのです。

知っていることの中で治療を完結させるだけでなく、未知の現象を探求するツールとして使うことができるところも、リメディ療法の特徴でしょう。

一方で、解明されつつある現象の関連性を実験するためにも、周波数リメディ療法は有効です。

特定のたんぱく質構造に影響する周波数を見つけ、それが影響している疾患を持つ患者さんに試してみます。その結果から、その周波数が目的の効果を持つかどうかを検証します。

検証にも先入観は付きものなので、これに関しては、より多くの先生方からのフィードバックが必要です。

知識の幅を広げることと先入観を持たずに行うこと。リメディ療法においては、どちらも大切だと考えています。

人間としての限界を広げるべく勉強し、一方では人間にはわからない現象も多く存在することを認めていく。

そのことによって、進歩や発展があるのだと思います。

5. ニューライフリメディ療法の特徴

ここで、ニューライフリメディ療法に関してまとめてみたいと思います。

ニューライフリメディ療法で使われる情報は、ライフ周波数やオリジナルの周波数、ホメオパシーなどの既存のレメディの情報も利用しています。

ただし、使い方は、使用する情報を水溶液の「リメディ」というアイテムにして、体や体の周りのエネルギー体に「かざして」使う点と、情報によって起こる反応や変化を「触診で感じ」ながら行う点が他の波動療法とは異なります。

ほとんどの波動療法は、細胞1つの中にもからだ全体の情報が含まれていて、1つの細胞は全身の細胞と連絡を取り合っているというホログラフィック理論に基づいて行われています。従って、「その波動情報をどこに注ぐべきか」という視点は強調されていません。

ニューライフリメディ療法では、使用した情報の作用を確認しながら治療を進めていく必要から、「リメディをかざすターゲット」を重視しています。ヒットリメディであれば持っているだけでも時間が経過すれば体は変化しますが、ターゲットを正しく利用することで短時間で体を変化させることができます。

また、人の意識も波動情報を持つことから、治療に使う波動情報は意識が介入しないアイテムとして物質化したほうが使いやすいと思います。

同様の理由から、治療中に術者の考えや思いが介入しないようにする必要もあります。

ニューライフリメディ療法では、情報をリメディというアイテムに「物質化」していますす。使う時の意識は「リメディを最大限反応させる位置の微調整」を行う作業に専念することで、この問題をクリアしました。

「起こる現象を観察すること」のみに意識を向けることが成功の秘訣です。

リメディの位置の微調整は、それだけでも大変興味深いし、微妙な位置の違いで起こる体の反応の変化は、何回体験しても面白いものです。

そういう意味では、とても楽しい治療法だと思います。

治療家は、患者さんの苦痛を何とか減らしたい！苦しみに寄り添って共感したい！という人が大多数でしょう。

そのこと自体は悪くないですが、そういった優しい思いも情報を歪めてしまいます。真心を込めた分効果が増すなら本望でしょうが、そうでないことは多くの治療家が経験していると思います。

先入観や思い入れを排除するこの使い方は、結果的にリメディの持つ情報を純粋に効果的に利用するための方法ともなっています。

同時に、この方法は、検査や適用方法の誤りにその場で気づくことができるスタンスを保って施術に臨むためにも役立ちます。

同じような状態の患者さんに対して、ある特定のリメディの使い方で同じように良い結果が出ても、必ず例外はいます。「この患者さんはいつものパターンとは違う」と、その場で気づくことができるかどうかは大きな違いだと思います。

こういう話をすると、何だか温かみがないように思えるかもしれませんね。しかし、先入観や患者さんへの思い入れが客観的な観察と判断を歪めてしまうことは事実です。

治療家は、それぞれの目的で治療という行為を患者さんに提供することが存在意義なのですから、治療を最大限に活用するにはどうしたらよいかを考えれば、私の言うことが理解していただけると思います。

ニューライフリメディ療法は、様々な治療法に応用できます。

実際にカイロプラクティックや鍼灸など、他の分野の療法に組み込んで使う先生も多くいます。

私自身はオステオパシーとしてこの療法を使っていますし、虚の臓器を元気にしたり、経穴にリメディを当てて治療している鍼灸の先生もいます。

パーソナルトレーニングを行っている先生は、体の軸を安定させたり筋肉痛を除去したりするためにリメディを使い、クライアントを驚かせています。

接骨院で、捻挫や骨折の患者さんに巾着袋に入れたリメディの外傷セットを患部に当てるようになってから、その場で症状が改善するケースが増えたという報告も多くいただいています。

内臓や神経、精神の問題はリメディを使い、それから今まで通りの矯正を行うことで治療成果が各段に向上したというカイロプラクティックの先生もいます。

このように、様々な療法に組み込んで利用することが可能なところもニューライフリメディ療法の大切な特徴でしょう。

もちろん、セミナーを受講してから今までの療法を止めてメインの治療をニューライフリメディ療法に変えた先生もいますが、部分的に導入して効果的に利用している先生もたくさんいます。

セミナーでは原理と基本の使い方を習得していただいて、あとは各自で工夫して利用してもらうことを推奨している治療法でもあります。

令和元年12月、藤井先生によって周波数リメディを鍼灸理論で使うためのニューライフリメディ療法鍼灸分科会が発足しました。

6．症例報告

■症例1「股関節炎」

左の股関節炎。レントゲンでは広範囲に炎症がみられる。常に激痛。歩行不可。激痛で腰から下は触れることもできない。首や肩に触れても痛みが悪化する。

怒りのストレスを解消するリメディを肝臓と頭に当てる。数分で激痛はなくなる。痛みは残るが、股関節を動かして検査することも歩行することもできるようになる。

触ることのできないケースには、リメディ療法が役立ちます。この場合も股関節の腫れ、炎症徴候はその場でなくなりました。常識はずれなリメディ療法の本領発揮です。

■症例2「第4腰椎圧迫骨折」

5日前に尻餅をついて腰椎を圧迫骨折する。身動きが取れないまま過ごす。

来院時は、松葉杖を突いて付き添いの方に介助されながらやっとの思いで施術室に入って来ました。

まるで右股関節を骨折しているような感じで右足に過重することはできず、痛みは右大腿部外側に走ります。

調べてみると、他の問題が深刻だったのでそちらを治療しました。

治療が終わって、「立ってください」と言っても動けません。そうだった、圧迫骨折していたんだと思い出しました。

急遽、リメディの※「骨折セット」で腰椎と右大腿外側を治療します。

ほとんど痛みなく、杖なしで自力で階段を降りて帰って行きました。この方は翌日は痛みが再発したそうですが、それ以降は全く痛みなく動けるようになったそうです。

「とにかく痛みをなくしたい」「患者さんに楽になってもらいたい」「より良く活動でき

るようになってもらいたい」など、治療家にとって治療の目的は様々でしょう。

治療をするためにもひどい症状はなくしておいたほうが助かります。この患者さんも、圧迫骨折の痛みがひどいままでは治療を進めることは難しかったと思います。

このような時も、リメディが起こす回復に必要な時間を無視するような不思議な効果はとても役立ちます。

ニューライフリメディ療法では、このようなことがしばしば起こります。
※骨折に対症的に効くリメディの組み合わせを「骨折セット」と呼んでいます。

7. ニューライフリメディ療法の現在と未来

ニューライフリメディ療法は、ホメオパシーレメディを水に溶いて瓶に入れた「リメディ」として様々な部位にかざして使うことから始まりました。私の偶然の発見から興味を持って実用的な製作機を開発してくれた高尾さん、より効果的で長持ちする溶液について惜しげもなく自分の経験を教えてくれた藤井先生の協力によって、現在の形になりました。

現実的に考えて、私個人では２５００のライフ周波数をすべて試して検証することはできません。

今では多くの治療家の先生や医師の先生が、リメディ療法研究会に参加してくれています。

多くの先生方からの報告によって、有効なライフ周波数を発掘することができます。それを多くの先生に利用していただくことによって、周波数リメディの可能性がどんどん発見されていくと思います。

会員の先生方には、新しく見つけたオリジナル周波数の検証実験にも協力していただいています。

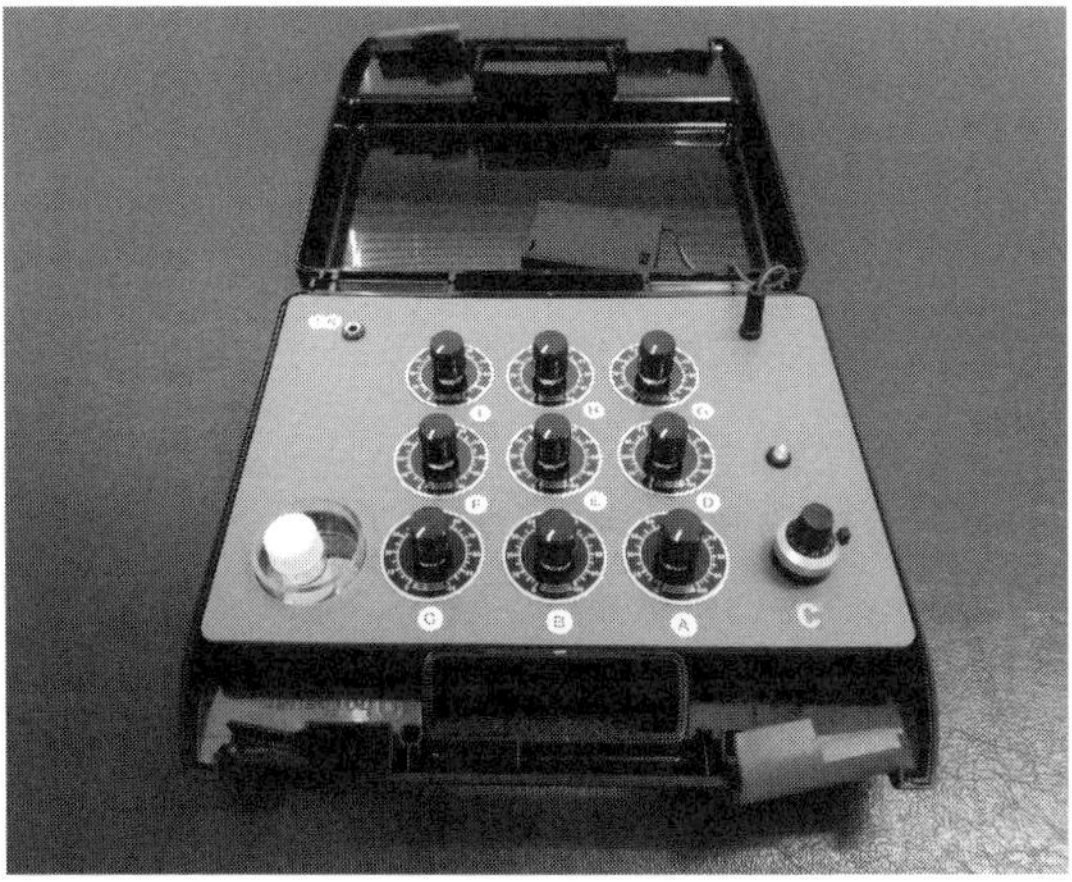

リメディポテンタイザー（この装置は、数千種類の既存のホメオパシーレメディやフラワーエッセンスを製作することができます）

このようにして、これからのニューライフリメディ療法は私個人が実験検証していた頃よりも数段速く発展していくでしょう。

２０１９年には、高尾さんはリメディポテンタイザーというホメオパシーやフラワーエッセンスなど約４０００種類の既存のレメディを製作できる装置を開発しました（こちらは周波数ではなくレートに基づいてレメディを製作します。ラジオニクスを知り抜いたエンジニアである高尾さんならではのすばらしい装置です）。これによって、ニューライフリメディ療法はライフ周波数２５００を含む約７０００種類のリメディを扱うことも可能になりました。

ニューライフリメディ療法はさらに加速します。


ライフ周波数リメディも、ホメオパシーレメディと同じく情報の1つです。ホメオパシーは、発見から200年経っても世界中で利用されていて、時々起こる劇的な現象によって人類共通のイデアとなっています。

ライフ周波数も、世界中で使われているのでイデアの1つになろうとしています。効かなかった多くの体験よりも、数は少ないが劇的に効いた体験の共有がこういうイデアを形成するのではないでしょうか。

ニューライフリメディ療法の特徴である「その場で反応を確かめられる」という性質は、様々な波動情報を現実的に確かめる手段ともなります。

リメディ療法を実践する先生方が、毎日いろいろなリメディの現実的な効果を実体験すること自体が、確実に効くリメディの情報のイデアを強化するでしょう。

多くの人が、その効果を「当たり前の事実」として使うことで、リメディの効果もより強固になるでしょう。

今でも、会員の先生の間では「骨折には骨折リメディセットを使う」ことがスタンダードになりつつあり、新鮮な骨折で苦しむ患者さんに痛みなく帰ってもらうことが当たり前であると認識している先生も増えています（骨折が治っているかどうかはわかりませんが、不思議と骨折による腫れや痛みはなくなります）。

こんなことが世界中の病院や治療院で使われるような世の中が実際に来るかもしれません。

我々は、起こる現象の機序を解明することはできません（これは未来の物理学者や医学者にお任せします）が、毎日現象を起こすことはできます。

ニューライフリメディ療法を行う先生方の新しい常識が世の中の常識の転換に繋がるように、より効果的なリメディの開発とより効果的な適用方法を探求していこうと思います。

8. 終わりに

オステオパシーのメカニカルな治療が大好きで、エネルギーも含めてメカニカルに扱う研究ばかりしていた私ですが、イペカックの体験から高尾さんと出会い、周波数療法の先輩である藤井先生に全面的に協力していただくことで、加速度的にニューライフリメディ療法は誕生しました。

高尾さんがいなければ実用的な周波数リメディ製作機は存在せず、この療法も田舎の変わった先生がやっている不思議な療法で終わっていたでしょう。

藤井先生が助言してくれなければ、リメディの劣化という問題も解決できなかったでしょう。

師匠の田尻先生や兄弟子の渡辺先生は、今でも快く助言してくれます。

リメディ療法研究会の先生方には実験や研究に協力していただいています。

本当にありがたいことです。

私は、リメディが体に影響を及ぼす現象を発見し、その使い方を見つけただけです。

これからもたくさんの先生の協力によってニューライフリメディ療法は発展していくと思います。

9．補足　セミナー等について

不定期に開催しているニューライフリメディ療法セミナーのお知らせは、マインド・クラフトのホームページ（mind-craft.net）からメニューを開いてニューライフリメディセミナーを確認してください。@newriferemedytherapy でも確認できます。

このセミナーの受講者はリメディ療法研究会に入会できます。

また、特定の作用を目的とした周波数リメディの使い方などは、アドバンスセミナーを用意しています。

２０１９年春には、㈱カイロベーシックからニューライフリメディ療法セミナーのＤＶＤが発売されています。９種類のリメディセットが付属しているので、ＤＶＤを見ながらこの療法を体験することができます。興味のある治療家の先生は、ぜひ試してみてください。

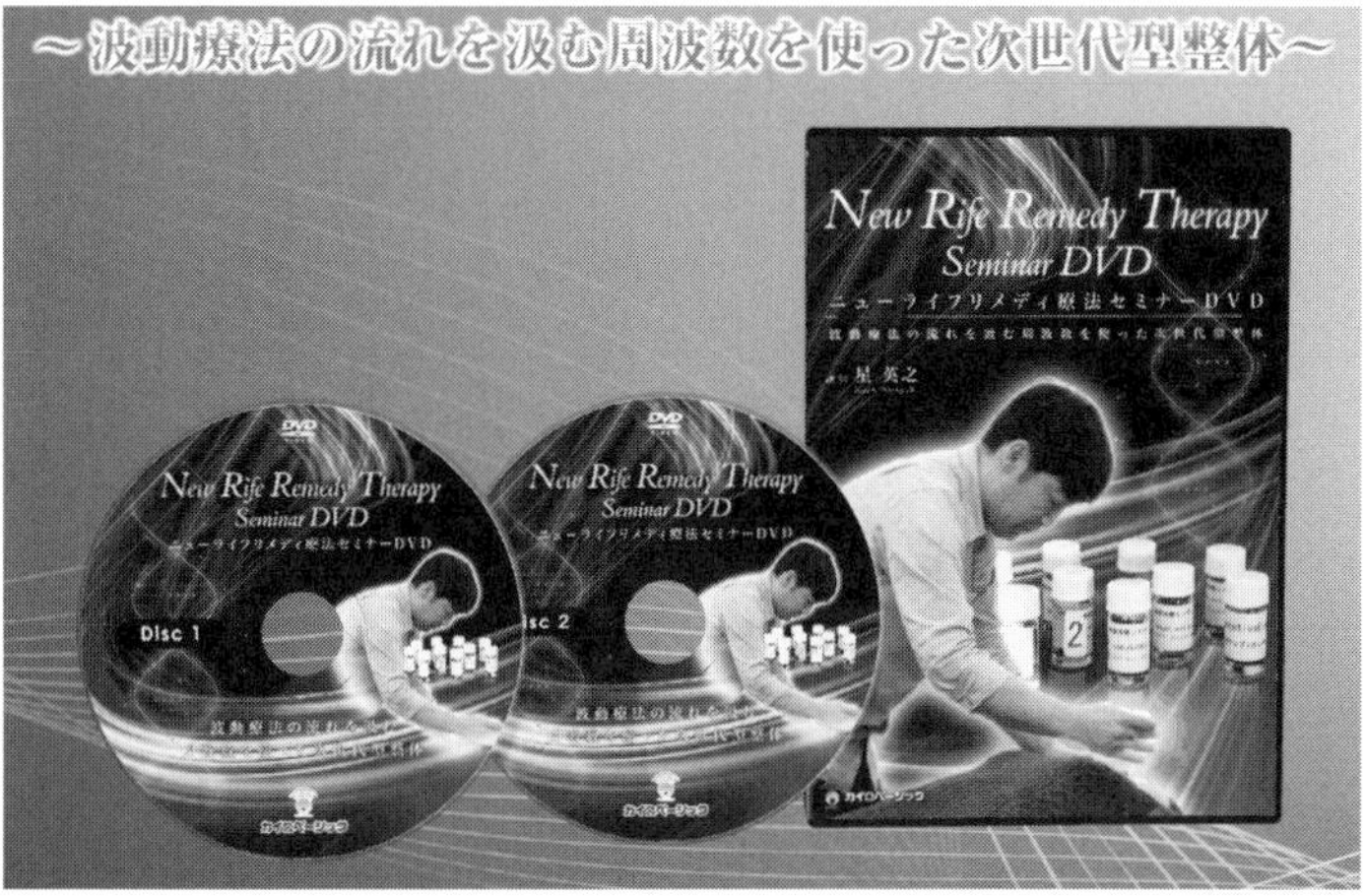
～波動療法の流れを汲む周波数を使った次世代型整体～
New Rife Remedy Therapy
Seminar DVD
ニューライフリメディ療法セミナーDVD
波動療法の流れを汲む周波数を使った次世代型整体
星 英之
Disc 1
Disc 2

DVD

第3章　ニューライフサウンドセラピー　〈藤井 清史〉

1. ニューライフサウンドセラピーとは？

体は、一個一個の細胞、そしてその集団である組織、さらにその集合体である器官、組織というものはそれぞれ「固有の周波数」を持っています。

また、病気のもとになりうるウイルスや、細菌、メンタルなどもすべて固有の周波数を持っているのです。

病気や不調というのは、いわば、この「固有の正常な周波数が崩れている状態」になっています。

「ニューライフサウンドセラピー」は、このライフ博士が提唱する「固有の周波数」に着目し、様々なパターンの周波数を可聴音までトーンダウンして8~16個の音を和音にしてそれぞれ作成し、それを「聴く」だけでなく、その病んでいる部位や、体に有効なポイント（セラピーポイント）にバイブレーションとして注入し、共振させて正常化をしていくという新しい周波数コレクティングを目的にしております。

長年、周波数療法に携わり、ライフ博士の提唱するライフセラピーを研究し続けた結果生まれたのが、「ニューライフサウンドセラピー」でもあります。

2. ニューライフサウンドセラピー誕生まで

ライフ療法と出会ったのは、1996年頃、当時まださほど普及していなかった「波動機器」の勉強会でのことでした。

ライフ博士のお話を聞いて、当時から私は「体の細胞1つ1つには、意識がある」という考えから、「それを証明するような機材や療法がないか?!」と探し求めておりましたので、「すごい人がいたんだ!」とワクワクしたものでした。

それから、ライフ療法についていろいろと調べていきましたが、当時はインターネットがほとんど普及しておらず、本を頼りにするしかありませんでした。ところが、ライフ療法についての記載がある日本語の書籍は皆無でした。唯一見つけたのが『The Cancer Cure That Worked』(英語本)というライフ療法のいわば体験談集で、理論的にはそんなに詳しく解説されているものではなかったものの、おぼつかない英語力で読み進めていくとライフ療法の有効性は確かなものであるということが確信できました。また、似たような発想でクラーク博士が『Cure for All Cancers』（英語本）という本を出されていました（クラーク療法というのは未だに存在しています）。それを見ていたのですが、理論的には理解はできましたが、ライフ博士の記載はなかったのです。

１９９７年頃、たまたまＦ‐Ｓｃａｎというハンガリー製の装置と出会いました。それは、クラーク療法とライフ療法の２つができる装置で、様々な周波数を作ることができ、かつ、人の電気抵抗を見ながら異常周波数を電流によるパルス波で、検知して修正する、というものでした。

これを使って、ライフ療法の最初の研究が始まりました。

Ｆ‐Ｓｃａｎによる異常周波数の検知は、電気抵抗をもとにするものでしたので、いささか「?」のところはありましたが、ライフの周波数リストに沿って、いろいろと検証をしていきました。

当時は、かなりの数のガン患者さんを診ていましたので、いろいろな方に試してみましたが、かなり効果に差がありました。

また、周波数通電も高周波領域に入ると、交流から直流に切り替わるため、長い時間の通電ができず、それも問題の１つでした。

その頃から「人の体というのは、様々な周波数で成り立っているのに、１つの周波数を順繰り順繰り流しているだけで足りるのだろうか?」と思い、同時に3台のF-Scanを使って別の周波数を同時に流したりしていましたが、それでも効果がまちまち（ちょっと効果の精度は上がったと記憶しておりますが）でした。そんなことを試みつつ、10年ほど検証を続けていきました。

それから、一旦、ライフ周波数だけにこだわらずに、周波数そのものを研究してみようという試みを同時にやっておりました。

周波数を念頭にした療法はいろいろとありますが、既存の周波数には様々なパターンがありました。例えば、同じ「胃」なら胃の周波数といっても、数ヘルツの低周波からメガヘルツといった高周波まで、その定義はいろいろな療法によって様々です。

ただ、それのどれかが正解でどれかが不正解というものではないと私は考えておりました。

ひと通り公表、発表される療法には、何らかしらの経験知や実証例があるはずです。ですから、絶対的に間違っているものというのは少ないと思ったわけです。これは、感性的、直感的に出てきたものでも同様と捉えております。人のインスピレーションも、その潜在意識にアクセスして出てきたもので、全く否定すべきではないと考えているからです。

それよりも、どのパターンでどの療法が、どのあたりを変化させて体に影響しているかを考えたほうが、より精度の高いものが理解できる、見えてくる、と思ったわけです（これは、どんな療法にも通じることだと思いますし、現在もこのスタンスで考えています）。

そのような考え方で、様々な周波数と取り組んでいくと、低周波層はより「肉体的」、高周波層はより「エネルギー的」な部分に作用しているのではないか？ということが見えてきました。そのように考えていくと、低周波層から高周波層まで網羅している「ライフ療法」というのはやはりヒット率が高いのではないかという結論に至り、再びライフの周波数を使った効率的な療法はないかと模索する日々がやってまいりました。

ライフ博士は生存中、光周波数を使っていたという説がありましたので、まずは「光」を使ってやってみようと思いました。２００５年に私が特許をとった『ＬＥＤ光治療器』（特許公開番号 2005-245984）というものがありましたので、それを使ってみようと思いました。その装置は、脳波が α 波になる音楽を光に変調させてチャクラやツボに当てる装置でしたので、その音楽をライフの光周波数に変換させて体に当てれば、ライフ博士が行っていた形に近い方法でできるのではないか？と考えたからです。

これはこれでなかなかの効果を発揮しました。今まで電流で流していたものよりも経時的変化は著効でしたが、即効性にかけるという難点がありました（急性の疼痛疾患など）。これは後述しますが、「光源」に問題があり、そこを改善するとまだまだ未知の分野かと考えております。そこで、次に思いついたのが「音」でした。

光による周波数治療は「音→光」へと変換していたので、そもそもの「音」を直接使ってみたほうが変化が早いのではないかと考えたのです。

当時、音の治療は、音階治療として耳鳴りの患者さんに限定して、耳鳴りの原因となる五臓六腑の音階を単音で、小さなスピーカーで耳鳴りのツボに当てておりました。

これはこれでなかなかの効果があり、共振により耳鳴りが消失していたのかなと考えていたのですが、持続性があまりなくて悩んでおりました。

そこで、ライフ周波数の中の「耳鳴り」の周波数を流してみることにしました。

耳鳴りの周波数は、ライフ療法では10個の周波数があります。その周波数を1個ずつ、各1分ずつ当てていくという方法を取っていきました。

これは、ちょうどその頃、現在ニューライフサウンドセラピーを行う「音の薬箱」という機器のハード面を担ってくださっているマインド・クラフトの高尾さん（第1章を担当）から、ライフセラピー用の装置が発売になったばかりということもあり、そちらを使ってやってみたところ、耳鳴りと同じ音階の音を聴かせるという方法より効果の持続性があることがわかりました。

しかし、効果のある人と効果のない人がいたり、効果はあっても有効とまではいかなかったりと、効果にムラがあり、そして、その分類というか、パターンというか、どんな場合に効いて、どんな場合には効かないのか、ということがあまり明確に理由付けできなかったのです。

一体、どうなっているんだろうか？　なんで効果にこんなに差が出るのだろうか？？

悩みの日は続きました。

そして、様々な効果の違いに疑問を抱いていたある日の朝、ふと何かを調べている時に、周波数を発生するボタンでいろいろな周波数の音を聞いておりました。そして偶然に、何種類かのスタートボタンを同時に押してしまい、「あっ、しまった…」と思って再生を中止しようと思った瞬間、聞こえてきた何種類かの周波数が奏でるハーモニーでした。その瞬間、「あっっっ、これだ!!」と閃きました！

人間の体の各細胞、器官、組織は固有の周波数を有しておりますが、よくよく考えると、単周波数のはずがありません。例えば、細胞の集合が組織であり、器官であり、単細胞生物でない人間は、単周波数で成り立っているものはないのですね。

ということは「病んでいる部分の周波数の乱れ」は、〇〇ヘルツといった単純なものではないということです。いわば「体は様々なハーモニーを奏でている存在」であるわけなのです。これに気がついた偶然の出来事（必然だったのかもしれませんが…）でした。

そういえば、２００１年頃、先の光治療器の開発のためにいろいろな実験の協力をお手伝いしてくださった京都のドクターが、サイマティクスという装置で治療していたなぁということを思い出し、「そうか、あれは3～5個の周波数を合わせて使ってるって言ってたなぁ。でも、３～5個でも少な過ぎるかもしれないぞ!?」と思い、ライフの周波数は基本10個なので、とりあえずそれで和音を作ってやってみようと、その日の午前診から試してみることにしました。早速、周波数発生装置を駆使して、ライフ周波数の10個を同時に鳴らして、まず「耳鳴り」の患者さんに使用してみました。

その結果、見事に使用前使用後の違いがはっきりしました。その日はたまたま続けて何人かの耳鳴りの方がおられたので、全員に試してみたところ、その時は１００％効果がわかりました。有効、著効、合わせて、変化が何もない人が0だったのです。

中には、キーンキーンとうるさくて仕方がないという重度の方も、終わった後には「あれ!? 聞こえない!!（耳鳴りが）この状態は何年ぶりだろう？」という方もおられました。この「えっ、何で？」と、喜びよりも不思議さが勝ってしまうような方もおられました。この日の「耳鳴り」に限定したライフ周波数の和音で、「これは必ず効果が期待できる!!」という感触を得ることができました。

それからというもの、ライフ周波数の様々な項目を、各患者さんごとに可聴音まで変換して作るという地道な作業と、使用前使用後の状態の変化、また、その状態がどのくらい維持されるのか、というもののデータの集積が始まりました。

それから約半年間、様々な疾患、症状、病態の方にライフ周波数和音を実体験してもらい、効果のあるもの、ないもの、また10個の周波数でいいのか、少ないほうがいいのか、多いほうがいいのかなど、様々な角度から検証し、ニューライフサウンドセラピーを確立していきました。

中には、ライフ以外の周波数を使用したり、腰椎の変位と痛みの周波数を合体させて10個以上の周波数和音にしたりといった検証も行い、より効果的に、よりスピーディーに、そして何よりも、治療者だけでなく、患者さんが自宅でセルフケアでも使っていただけるように「より簡単に」という大目標も掲げて、検証、確定していきました。現在もこのスタンスは崩さず、対応できる疾患や症状、病態を増やし続けていっております。

3. 生命が奏でる「音」

■人の固有の振動数（周波数）

　そもそも、私たちが存在している宇宙というものも、ある微細なエネルギーの振動によって始まったとされています。私たち人間もそれぞれ個性があり、同じ元素など構成物質が同じであるにもかかわらず違う存在として生かされています。これは各個人の持つ「振動数（周波数）」（バイブレーション）の違いであると言えると思います。

　つまり、体を構成している各細胞、細胞要素というものは、突き詰めていくと素粒子の集合体です。この素粒子も振動をしていますので、私たちの体も振動し、お互いに響き合っていると言えるでしょう。そしてあらゆる物体、そしてエネルギーというのは、それぞれの振動の差から固有の振動数（周波数）があるのです。ですから、当然、意識思考などのエネルギーも固有の振動をしていると推測されます。その固有の振動数（周波数）の

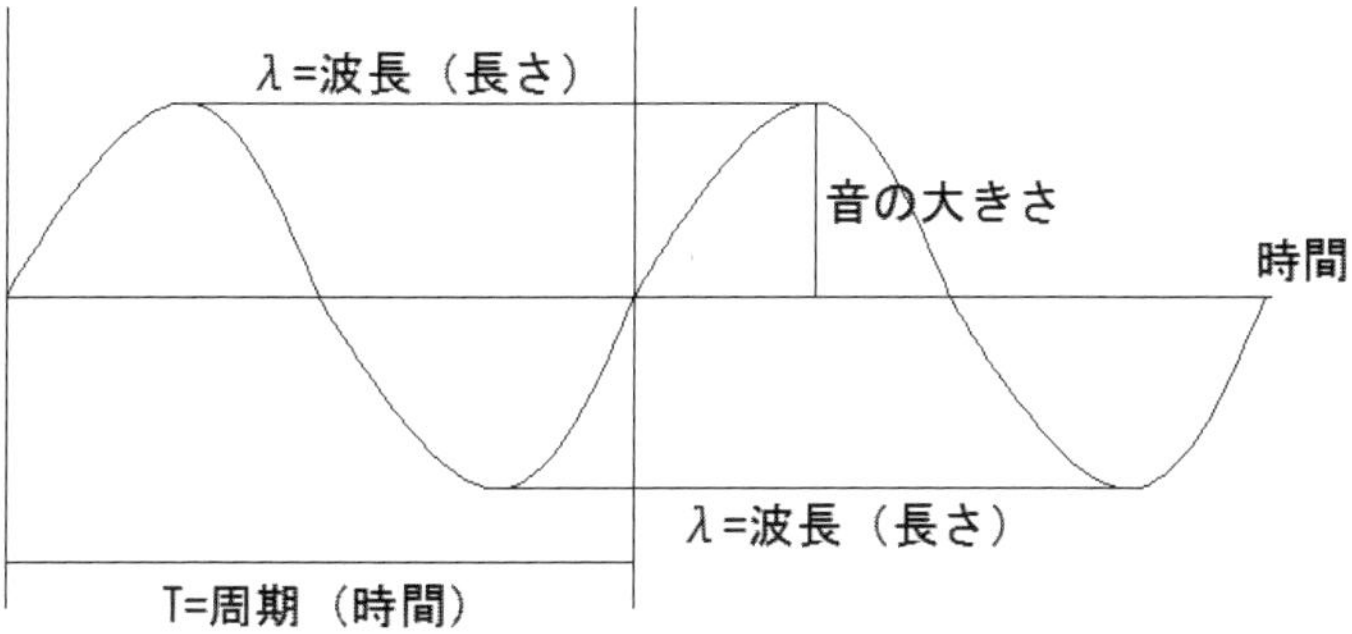

集合体が、その方の固有の振動数（周波数）となっていくと考えられることができると思います。

■音の周波数とは

ここで少し、基本的なお話をしましょう。

振動には繰り返しの波形パターンがあり、その波形が1秒間に何回繰り返されるかというのが「振動数＝周波数」であり、単位はヘルツ（Hz）で表されます。例えば、8ヘルツならば、1秒間に8回、波形パターンを繰り返すという意味になります。周波数が低いというのは波形の振動数が少ない（低音）、周波数が高いというのは波形の振動数が多い（高音）、ということになり、音の高さ（音高）のことをピッチと言います。

耳に聞こえる周波数帯のことを「可聴域」と言い、聞こえない周波数帯域を「不可聴域」と言います。その範囲は、各生物によって異なります。人の場合は20〜20000ヘルツが可聴域とされ、20ヘルツ以下を超低周波、6000ヘルツ以上を高周波、20000ヘルツ以上を超高周波と呼んでいます。自然界の中には超高周波の周波数帯が多くあって、この領域に「癒しの音」とされる自然倍音が多く含まれているということが、最近の研究では話題です。ただし、人工的に作成した高周波には含まれていません。ただ、自然素材を用いたクリスタルボウルなどの楽器などには、自然倍音が含まれていると言われています。

ライフ周波数は、ほとんどが超高周波の周波数帯です（高周波の周波数帯も入っていますが）。これを可聴域まで下げて使用しているのがサウンドセラピーです。「下げる」って、どうやって？という疑問はあるかと思いますが、それはこれからの音の説明でおわかりいただけるかと思います。

■癒しの音の鍵「倍音」

可聴音でも、聞こえる音は1つであっても実際には様々な音が重なり合っていて、実際に周波数分析をしてみるといろんな波形や周波数を検知することができます。これを複合音と言います。実際に耳で認識するのは、複合音の中では最も低い音である「基音」が聞こえています。この基音の周波数の整数倍（２倍、３倍、４倍など）になっている音を「倍音」と呼ぶのです。

よく楽器でも音色の違いというものがありますが、ピアノでも同じ音を出しても各ピアノで音色が違います。この音色の違いが、実は「奏でられる音に含まれる倍音が異なる」ということなのです。この倍音が自然界に存在するように豊かに連綿と連なっていると心身を健やかに整えると言われ、癒しの音成分として認識されてきています。

このように、倍音の成分によって、音色が違ってくるということが大事です。私たち人間に当てはめるなら個性、性格のようなものであると言えるかと思います。

■協和音と不協和音

もう１つよく音で耳にするのが、協和音、不協和音という言葉です。これは、いまだに定義というか、善し悪しがあるわけではありませんが、聞き手の快・不快というものにはかかわってきます。これにも周波数がかかわってくるのです。

音程というのは、物理的に言えば音の周波数です。そして周波数と音程の関係は等比が等差になる対数的変化になっています。例えば、周波数が2倍になれば音程は1オクターブ上がります。さらに2倍で4倍なら2オクターブ、8倍なら3オクターブというように、1：2という周波数の比率が1オクターブという音程差に当たるわけです。

ですから、2音間の音程差はその2音の周波数比で表せます。そしてその比率は「自然倍音」が基になっています。

周波数比が小さな数のシンプルな比率のほうが協和性が高く、その逆が不協和性が高くなると言えるわけです。とは言っても、実用的にはある程度定まってくるので、理論上協和音とされる音程差は決められています。協和音とされるのは、「完全協和音」として、オクターブ、五度、四度。「不完全協和音」として長六度、短六度、長三度、短三度です。二度と七度は不協和音とされます。

ここで重要なのは協和音と不協和音というのは決して別々のものではないということです。すべての基音に含まれる倍音というのは、「1つのもの」であるということです。これも、人に例えれば、長所短所すべて含めて1人の人であって、あれが良い、これが悪い、ということではないということです。協和音も不協和音も合わせて、バランスの問題で快

・不快が決まるに過ぎないということです。

■共鳴と同調化

これからニューライフサウンドセラピーをご理解いただく時にはずせないのが、この「共鳴」ということです。同じ周波数の音同士は、お互いに共鳴します。これを共振とも言いますが、波になるものは同じ原理が働きます。音は音波ですが、光なら光波、電気なら電波などがあり、テレビやラジオなどは電波の共振を使って画像や音声を送受信しているのです。自然現象の中でも、地震の時などに建物が揺れたりするのも地震波と建物の固有の振動数が共振するためですし、オペラ歌手が歌を歌っているとそのそばのワイングラスが割れたりするのもこの共鳴現象のためであるのです。

そして、この共鳴とよく似た現象に同調化というのがあります。異なる振動数（周波数）で振れている何個かの振り子をそばに置いておくと、いずれも同じ振動数になります。

これを同調化と言います。共鳴は、周波数が変化しないのに対して、同調化は周波数そのものが変化します。同期とも呼ばれる現象です。これが、共鳴と同調化の違いになります。

人体に置き換えるとすると、病気が起こる過程で異常をきたす周波数帯が発生し、同調化によって病巣を増やす、または大きくするということが考えられます。そこで外部よりその正常な周波数帯を発生させ、共鳴現象によってそこを改善させ、逆同調化によって正常化をはかるという方法をとっていくのがニューライフサウンド療法の基盤になります。

次の項で、そのあたりを解説してまいりたいと思います。

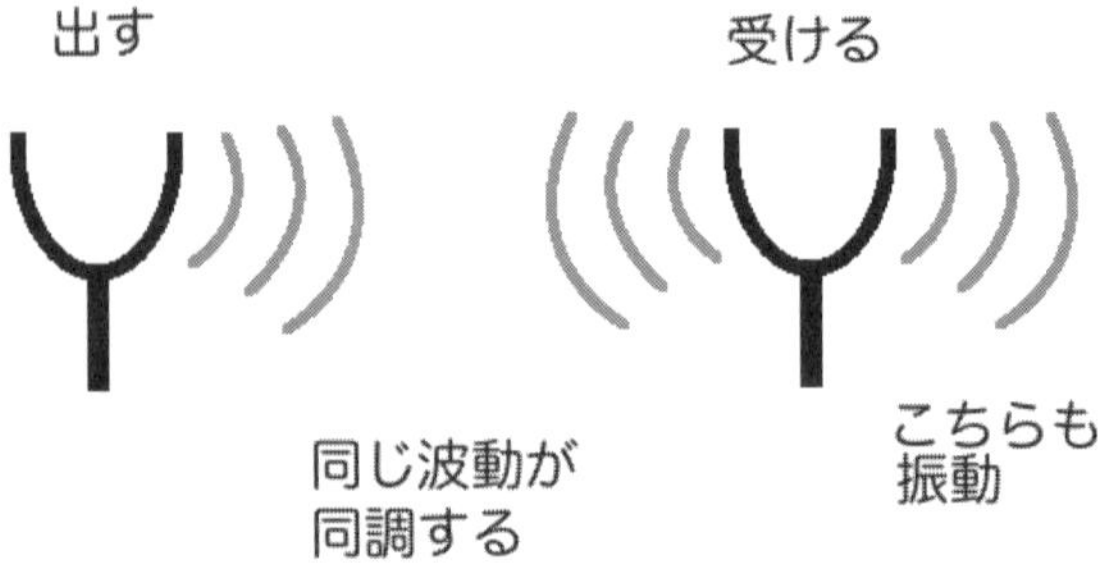
出す
受ける
同じ波動が
同調する
こちらも
振動

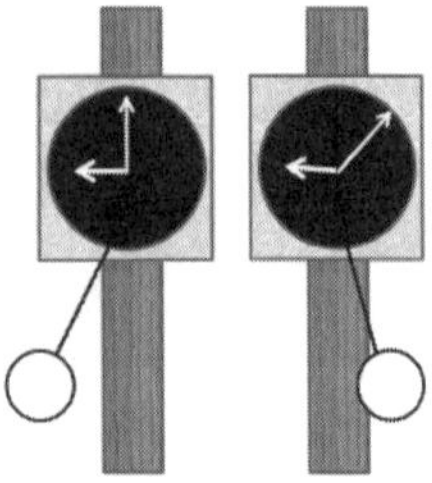

時間のずれを生ずる振り子時計

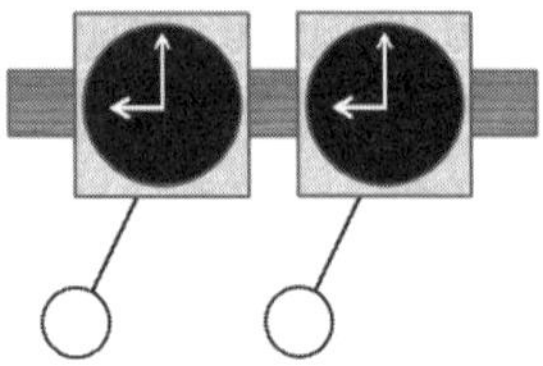

相互作用による同期現象

4. 音を体に利用する

■音の影響と現在の音の状況

現在、音が体に作用する現象として、実験や検証で証明されていることとしては次のようなことが挙げられます。

・脳波を安定させることができる
・呼吸が影響を受ける
・心臓の鼓動、心拍数、血圧が影響を受ける
・筋肉の緊張が緩和され、身体動作が補正され、バランスが良くなる
・体温が影響される
・βエンドルフィンの放出レベルが上がる
・ストレス関連のホルモンの分泌が抑制される

・免疫機能が高まる
・空間感覚が影響される
・時間感覚が影響される
・記憶力と学習能力が高められる
・生産性が高まる
・消化器官が刺激を受け、機能が高まる
・抽象概念が養われ、強化される
・安心感や充足感が生まれる（精神安定が増進される）

これらが主に立証され、音楽療法として医療、福祉、教育などの分野で広く浸透してきています。音楽療法士という現在は民間資格ですが、国家資格へ昇格させる動きも出てきているほどです。

■音の受信機

では、人はどのようにして音を受信するのでしょうか？

音を「音」として認識する（可聴域）には、音波が鼓膜に作用し、その興奮が聴神経を経て大脳皮質の聴覚中枢に伝えられることによって生じる感覚を認識することになります。音波が耳に入ると鼓膜の振動が起こって、この振動が中耳を経由して内耳の蝸牛にある基底板および有毛細胞に伝わり，有毛細胞が興奮します。この興奮によって聴神経にインパルスが送られて脳に達するということです。これは、音波の振動を認識できる範囲で認識するという経路になります。

もう1つの側面には、音を「音波」として直接感じるということです。音という波の振動を感じるということになります。これは共鳴現象がかかわる伝達方法とも言えます。人の体は、高い音は頭部に共鳴して、低い音は胴体に共鳴して響くようになっています。

3000ヘルツ以上の周波数（音）は延髄から上の脳神経へと伝えられ、2000～3000ヘルツ帯の周波数は頚椎へと伝えられ、800～2000ヘルツ帯の周波数は胸椎へと伝えられ、125～800ヘルツ帯の周波数は腰椎から仙骨へ伝えられると言われており、これは共鳴周波数としてもおよそ同じではないかと考えられています。また、皮膚や骨からも振動として伝わっています。聴覚障害者であるイギリスのパーカッション奏者のエヴェリン・グレニーは、自分の演奏する音と伴奏者の音を確認する方法として自分自身の体に伝わる音の振動を感じ取り、「マリンバを演奏する時、低音は床を通じて下半身で、中音は胴体で、そして高音は頭部で感じる」と説明しています。このように、実際に「音」として聴覚を通して認識できなくても、人の体は音（音波）を認識、感じ取ることは可能であると言えます。

また、もう1つの可能性として、人体というのは約70パーセントは「水」で出来ています。水は音を伝えやすいという特徴に加え、情報を記憶するという性質もあると言われています。

最近になって、世界でもトップレベルの水の科学者であるワシントン大学教授のジェラルド・ポラック博士が、こんなことを言っています。親水性物質の表面の近傍においては、液体でありながら結晶のような構造を持った「排除層」と言われる特殊な水の「相」が出来、これは従来のプラスの電位を持つ層ではなく、マイナス電位を持つ層であり、もう1つの事実として、驚くことに「排除層」の分子構造はH_2Oではないということですと。

実際にはH_3O_2であることが導き出されるそうなのです。そして構造的に比較的安定した形をしている上に、電気的にコンピュータのメモリーのように「酸素の酸化状態が5つあり、それらによって水がメモリとして働き、排除層自体が、様々な情報を保持できる可能性が大きい」ということを発表されました。第2章担当の星先生のリメディ療法に用いられているリメディ情報も、水のこの部分に記憶されるのかもしれません。

話は少しそれましたが、この体の中の水が音波によって共鳴し、その共鳴を記憶し様々な体の変化（良きにつけ、悪きにつけ）をもたらす、ということが考えられるのではないでしょうか？

これが、巷にある音楽療法の効果をもたらすのではないか？と、私は考えています。

■現代の主な音楽療法

音楽療法、ミュージックセラピーというのは現在いろいろな形でたくさんありますが、その定義としては「音楽の持つ生理的、心理的、社会的働きを用いて、心身の障害の回復、機能の維持改善、生活の質の向上、行動の変容などに向けて、音楽を意図的、計画的に使用すること」となります。簡単に言い換えると、人は誰しも好きな音楽や音を聞く時、心穏やかになったり楽しくなったりと、精神が癒されることは経験から、また本能でわかっていました。それを理論的に音楽または音（波の音、小鳥のさえずり、木々をすり抜ける風の音など）を聴くことによって精神的に癒しを行う方法、ということになります。

では具体的に、どのようなものがあるのか、ニューライフサウンドセラピーに考え方の近い、かつ代表的なものをいくつか見ていきたいと思います。

【音叉療法（セラピー）】

この歴史は割と古いとされていますが、実際の起源は不明です。これは、8～数十本のそれぞれ音階の異なった音叉をチャクラ付近で鳴らし、リラックスを促したり、体調を整えるというものです。よくあるのが、人体のチャクラに対応した音叉をそれぞれ鳴らして整えていくというものですが、音叉の種類がチャクラ対応だけでなく、惑星の周波数だったり、ソルフェジオ音階だったり、フィボナッチ数列だったりとシーンは様々です。セラピストによっては、細かく周波数設定をした音叉をかなりの数で用意している場合もあります。音叉療法の一番の長所は「昔から聞き慣れた音」ということや「狭い施術ポイント（例えばツボ）に細やかに対応できる」ということだと思います。音源楽器が大きくなると、細やかな施術ポイントを選ぶことはできませんので、これは音叉の特徴であると思います。逆に、

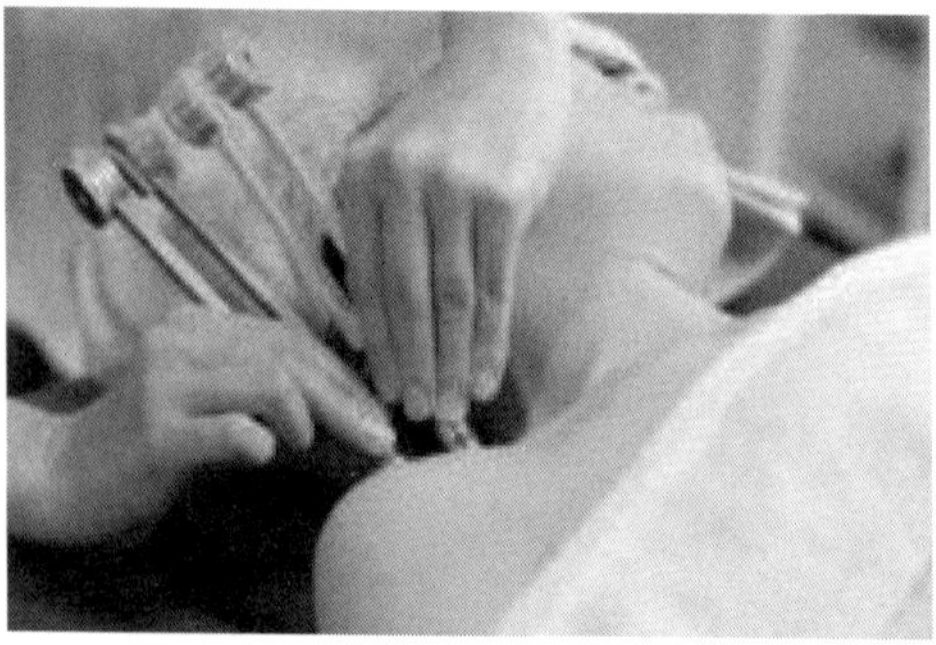

音叉療法の様子

短所は周波数の種類が少ないということです。先述したように細やかな周波数に対応した音叉を揃えるということは、なかなかできないことだと思います。そして、音の伸び、倍音の数というのが少なめではあると思います。ですから、作用範囲としてはメンタル系には作用は及ぶかと推測されますが、肉体への作用（症状の改善など）には、いささか弱いように感じています。

【モーツアルト療法】

モーツアルトの楽曲は、３０００～４０００ヘルツの周波数帯がほとんどで出来上がっており、これは体のどこに影響するかというと、首の上の頸椎の上の延髄から間脳の下に付随している視床下部という自律神経の中枢に影響します。聴き入るだけで、唾液がよく出てきたりとか、心拍が安定したりとか、体がポカポカ暖かくなったりとか、そういう現象が現れてきます。これは、自律神経の乱れが改善するためと考えられています。ですから、簡単にまとめると、モーツアルト療法は、「自律神経調整法」と言えるかと思います。この療法の長所としては、いつでも誰でも簡単に行うことができ、セルフケアでできるということです。逆に、短所としては対症疾患や症状のターゲットが定まらない、リラクゼーション的な効果は即効性はありますが、治療という観点から考えると補助療法的な位置付けになるということです。

ただ、ストレスがいろいろな形で降りかかってくる現代としては、日常生活にも活かしていけるという点では健康増進には役立つのではないか、と考えられます。

【マナーズ音響療法（サイマセラピー）】

この療法が、最もニューライフサウンドセラピーに近似していると思います。もともと、私も先述したように2001年にこの療法を知りましたし、ニューライフサウンドセラピーを開発するきっかけにもなった療法です。

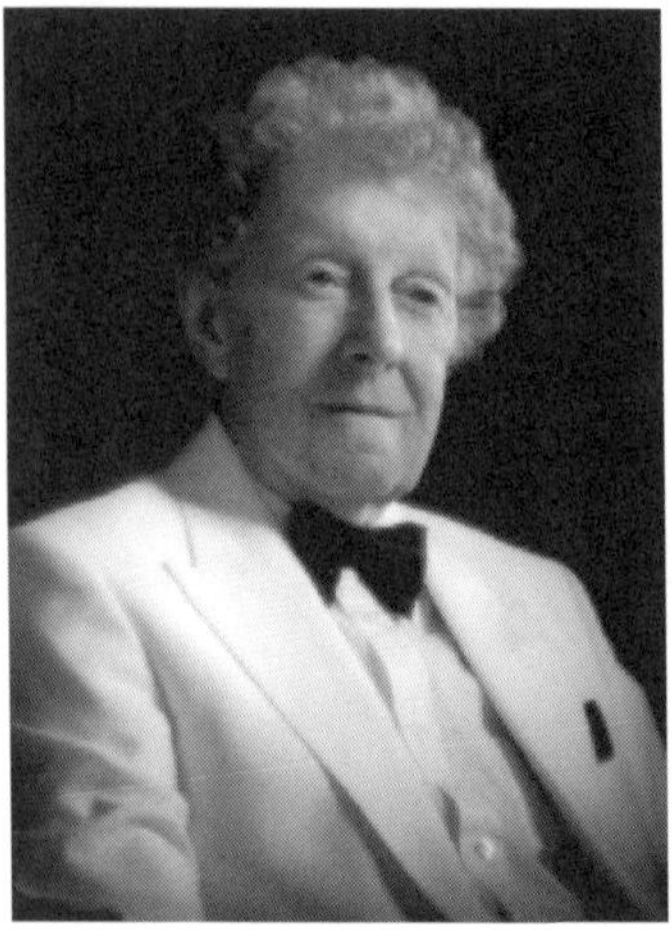

ピーター・ガイ・マナーズ

イギリス在住のピーター・ガイ・マナーズ（1916〜2009年）は、40年の歳月をかけて、人体の各部位が持つ固有の音（振動）の周波数を計測し、臨床実験を積み重ねてサイマティクス・セラピーを開発しました。マナーズ博士は、人体の骨や筋肉、臓器、さらに生体にかかわるオーラ、エーテル体、チャクラなど3500種類の周波数を研究しており、これらの周波数をそれぞれ複数周波数（基本5個）の調和音として再現し、患部や組織に当てて共鳴、共振させれば、生体の疾患のみならず、精神的なトラウマまでも解放できるとされています。ここで注目したいのは、複合周波数を使用しているということです。人間の体は、単一周波数だけでは長時間浴び続けると拒絶反応を起こすと言われています。宇宙に存在するすべての物質が、固有の音（振動）を出しています。同時に、音はその音固有の形を作り出す性質があります。スイスのハンス・イェニー博士は、様々な音が物質に動きを与え、形姿を形成し、その動きと形姿に周期性があるという現象を発見されました。

この原理を利用してサイマセラピーは作り出されたのです。

この療法の特徴は、非侵襲刺激で治療できるということ、マナーズ博士が幅広い疾患に対応できるような複合周波数を開発しているので適応範囲が広いということ、家庭用の装置もあるので自宅でのセルケアも可能だということです。すばらしい療法だと私は思っています。しかし、短所というか、私が思っていることとしては、複合周波数が5個が基本でほとんどがそうなのですが、これだけでは周波数が少し足りないのではないか？ということです。その部位、病態、というのはかなり複雑な要素が絡み合っています。それをおそらく、集約して、精選してこの5個にしたのだということは推測が付きますが、私としていは少し足りない気がしています。ですから、サイマの場合、効果が出るまで少々、時間がかかってしまっているというのがあります。そこはもっと改善できるのではないか?と思っております。また、マナーズ博士の周波数は、他の方法で試験されていないという点です。もともと音のために作り出された周波数なので、例えばパルス波、光周波数などで試す必要がないと言えばないのですが、人体の固有の周波数というのであれば、しかも可聴領域であれば、他の方法も充分に検知できるのではないかと思うのです。様々な方法をとって、最終この療法が最善だという発想が少し足りないのではないかと思っているのと同時に、それを研究、実証される方が出てこられるはずであると私は考えております。もっともっと、研究の余地と療法の発展性はあるのではないか?と考えています。ただ、ニューライフサウンドセラピーと原点的には同じ発想であると考えておりますので、また、その差異などについて

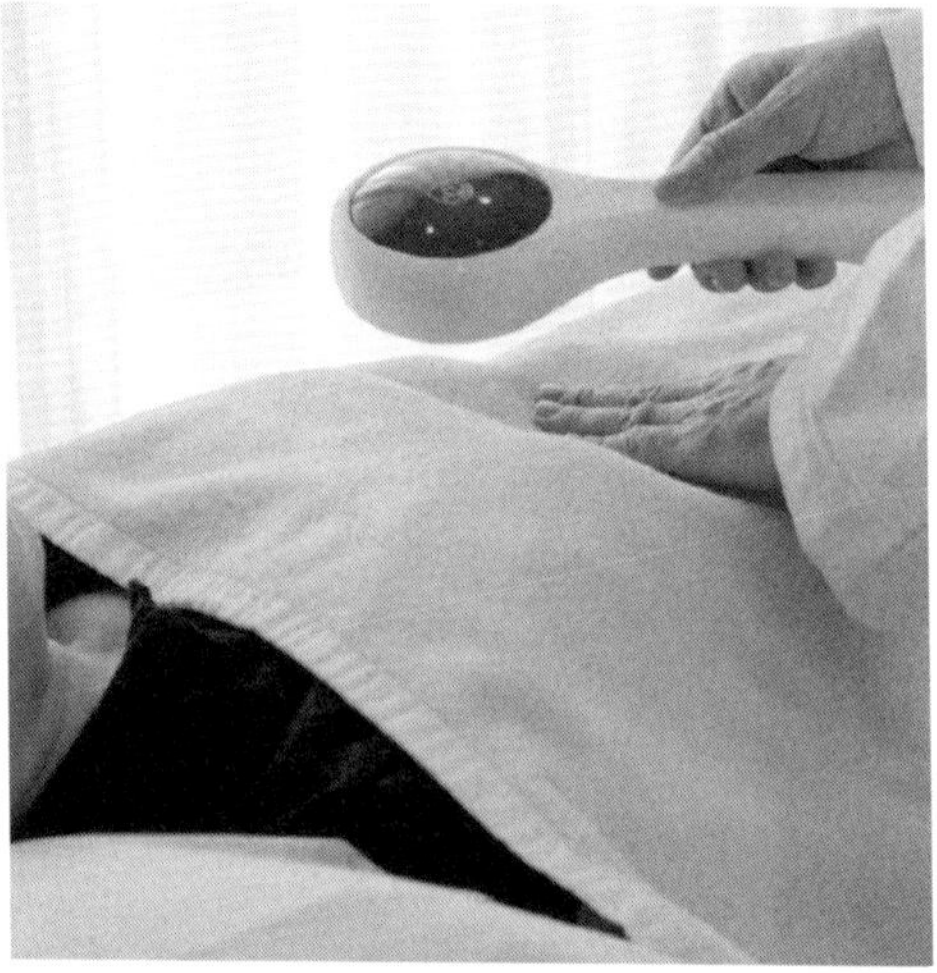

マナーズ療法の様子

は後述していきたいと思います。

【クリスタルボウルセラピー】

クリスタルボウルとは、純度が99％を超える水晶の粉末を高温で焼き固めて作ってあるもので、マレットという棒でボールのふちを叩いたりこすったりして音を出します（楽器です）。水晶に貴石や金属などを加えたボウルをアルケミークリスタルボウルといい、繊細で豊かな倍音の響きが奏でられます。その豊かな音のバイブレーションは短時間で脳波がアルファー波に変わり、深くリラックスした状態になることが実証されています。聴く人を優しく包み込むような波動を奏で、ストレスや疲労、体に溜まった老廃物などを取り除き、倍音振動によるマッサージ効果、意識の領域では深いリラクゼーションに導き、体の緊張から解放する作用があります。また、脳にも倍音が行き渡り、程よい活性化を促すことで、認知症予防にも効果があると最近は言われ始めています。心身の不調の緩和、ストレスを解放し自己の変容を促したいと考えている方々に受け入れられている療法です。

クリスタルボウルは、私が知る限りの楽器と言われるものの中では、最も「倍音」が多く出ているものだと思います。ということは、周波数的にも最も自然界に近い周波数を再現できるものであり、そのリラクゼーション効果は最大ではないかと思います。

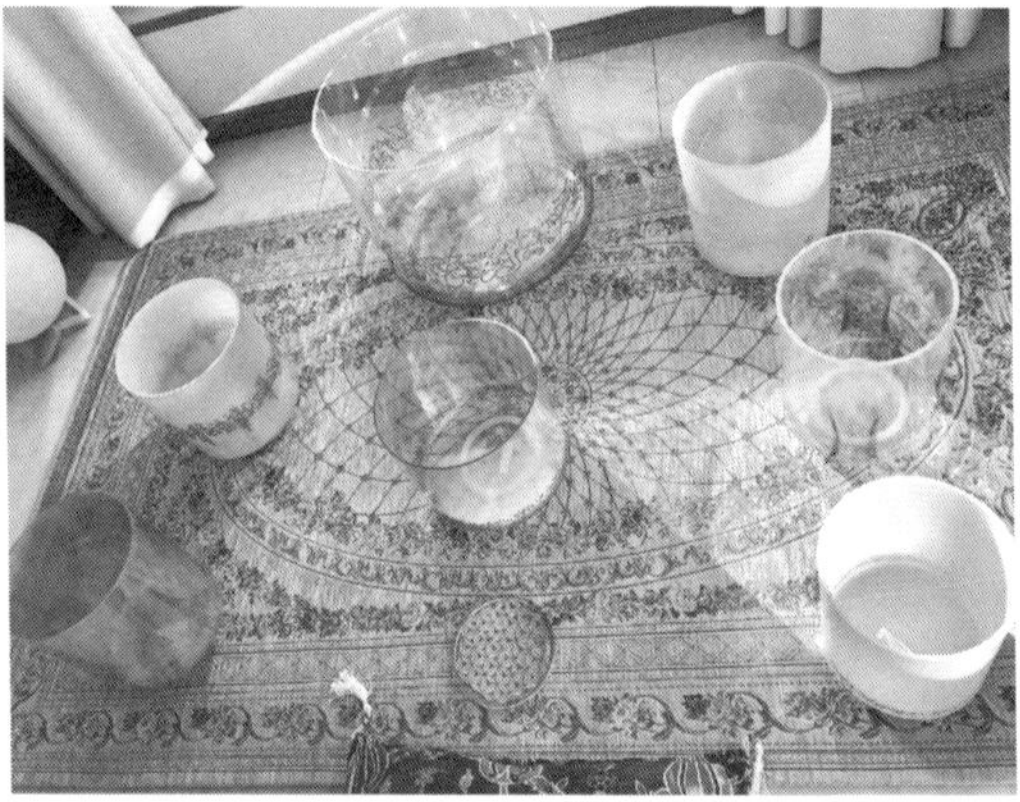

様々な種類のクリスタルボウル

これも、素材が人体の構成要素の珪素で出来ているため、人体との親和性が深い水晶や、他の貴石や土中の鉱物・金属であるということから、自然から製造されているものであるがゆえ、その奏でられる音には無限の周波数を包含し、無限の可能性があると考えられます。

ただ、製造過程の差というものもあり、製造元や製造方法によってその効果に違いが出るという短所もあります。そして、きちっと製造されたものに関して言えば、同じものが量産できないということもその短所の1つでしょう。世界に1つだけのボウルになってしまう、ということなのです。

それを除いては、体感度合い、脳波の安定へ導く早さ、四肢末端への血流量の増加など、他の療法を凌駕するものはあります。

まだ、ヒーリング領域での使用方法がほとんどで医療分野への取り込みは始まったばかりでもありますので、今後の研究、実験検証が期待されるものだと思っています。

現在の形もさることながら、使用方法のアドバンスにより充分、医療的効果も期待できるものであると思いますので、今後の発展、進化を期待しているものです。

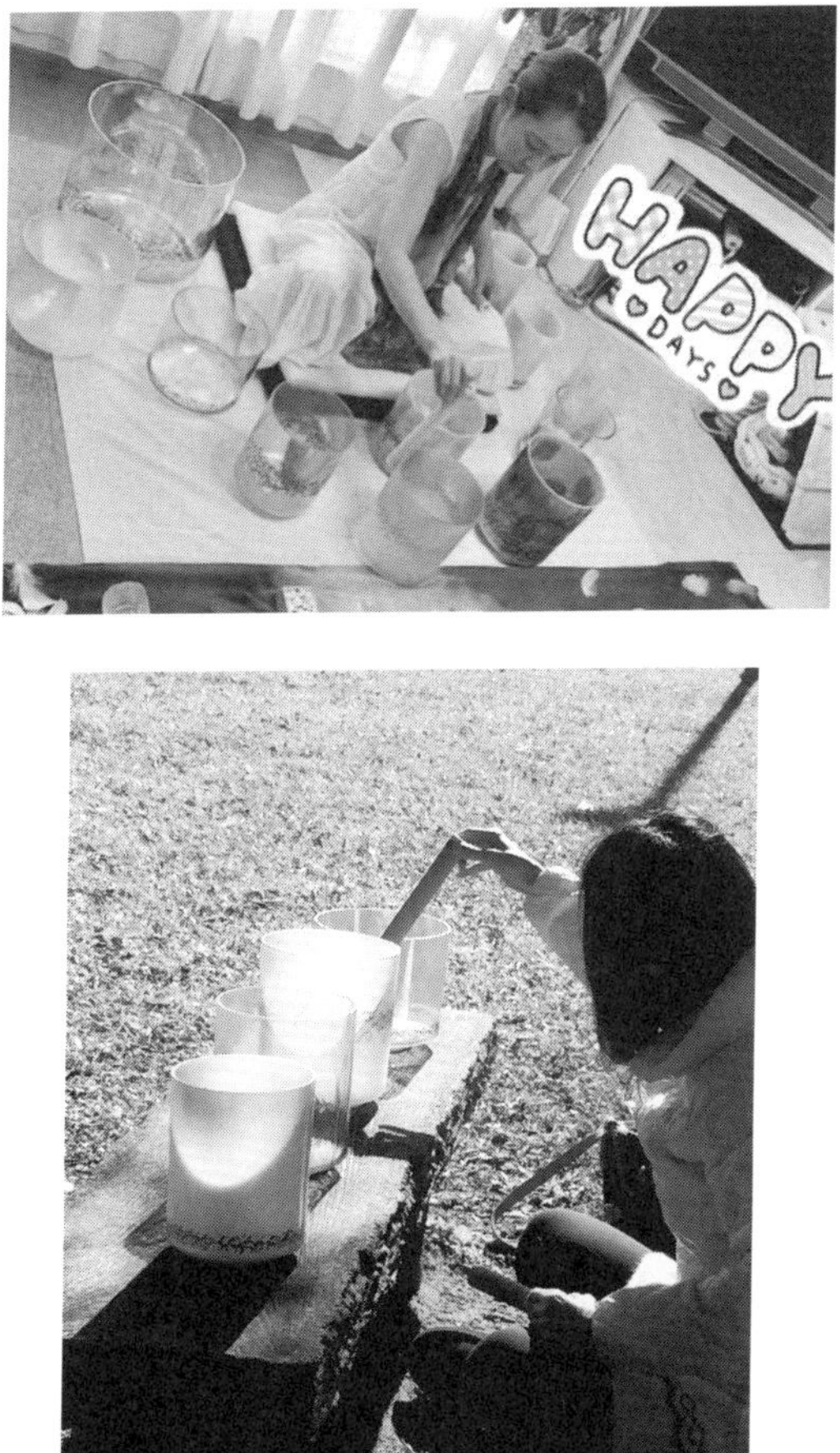

クリスタルボウルを奏でている様子

【その他の音楽療法】

以上、ポピュラーなものや医学的見地の高いもの、これからの研究余地の多いものを中心にお話ししてまいりましたが、他にも多数存在します。シンギングボウル、ヒーリングトライアングルプレート、リラなど古代楽器、ハープ、和楽器などを用いるものもあります。ある意味、「音」を出せるものであれば何でも可能性はある、ということでもあろうかと思います。ただし、あくまでも療法として用いることが可能かどうかということは大事であるかと思います。音というものがすべて周波数を持つものである以上、その可能性の芽を摘むことはできませんが、どこまで人体に変化や変容をもたらすことが可能かどうかとなると、すべてが可能とは言い切れないものがあると思います。

昨今、ヒーリングブームでもあり、癒しを求める方、また提供する方も増加の一途をたどっておりますが、求めるほうも提供するほうももう少し智恵を持つというか、検証実験というものをしていく必要があるように私は考えております。

5．ニューライフサウンドセラピーの具体化

■家庭用として開発された「音の薬箱」

さてこの項では、ニューライフサウンドセラピーの実際をお話ししていきたいと思います。

ニューライフサウンドセラピーは、「音の薬箱」という装置を使って行います。これは第1章を担当されているマインド・クラフト製のもので、開発の経緯を経て何度も何度も試作を繰り返し完成したものです。

私の願いは「無駄な病気のない世界」を創りたいというのがあります。ここで、「無駄な病気」という表現を用いたのは、病気の中には本当に人生にとって意味深いものがあるからです。このお話はここでの説明は割愛しますが、詳しくは拙著『突発性難聴完全攻略マニュアル』（ルネッサンスアイ刊）や『心主身従』（電子書籍出版代行サービス刊）をご

一読ください。

そして、もう1つの願いは、「本気で病気に向き合っている患者さんに本物の健康増進機器を提供したい」ということです。この2つを具現化したものが、この「音の薬箱」なのです。ですから、「音の薬箱」は病気の方々が自宅で自分の手で、ご自分の病気に取り組んでいただくために製作されたものです。患者さんの場合は、治療院で治療を受けて、その改善している状態を次の治療を受けるまで維持していけるように製作しました。進行性の病気や、難治の疾患を抱えている方は、このあたりは切なる願いだと思っていたからです。

そのためにも、できるだけわかりやすく、簡便な操作で、かつ、効果が大きいものでなくてはならなかったのです。ですから、疾患名、症状というものからすぐ対応できるように作ってあります。自分で自分の状態をある程度わかっていれば、指導者がいなくても対応できるようになっています。例えば、「頭が痛い」といえば「頭痛」、「風邪をひいて咳がひどい」といえば「風邪」「咳」という波形をかければよい、というようにしてあります。まるでどのご家庭にもある置き薬、薬箱（昔は富山の薬箱などと言いましたが）のように、薬を飲む代わりに、老若男女問わず自分で音で治療できるという感じです。

これらを踏まえて、「このニューライフサウンドセラピーは万民向けですよ」という意味で「音の薬箱」という装置にしたのです（「音の薬箱」は、あくまでも周波数発生装置です）。

あと、もう1つ。昨今、治療院も国家資格（鍼灸やあんまマッサージ、柔道整復など）の有資格者、無資格者問わず、山のように開業している人が増えています。これは一昔前でしたら、何年間か師匠について勉強して開業というスタンスがほとんどでしたが、今はそうではないということです。この風潮によって、勉強不足の治療者が多々おられ、業界のレベルが全体的に落ちてきているという事態があり、それを改善したいという思いもあります。もちろん、勉強熱心な先生方も多々おられるのは事実ですが、そうではなく「開業したはいいけれど、さっぱり患者さんが治らない」とか「難しくて、どう治療したらいいかわからない」という方も多く、その挙句によくわからないまま施術して、治らないだけならともかく、かえって悪化させてしまっている場合も多々あるのです。そんな「悩める治療家」の方々にもどんどん使ってもらえるようにという思いもあります。

治療業界の治癒率がアップすることで、業界の底上げになるのではないかという願いもあります。

いずれにせよ、簡単に使えて、症状や病気が改善し、かつ副作用的なものが出ないというものが必要であるなら、ニューライフサウンドセラピーが最適であると思っています。

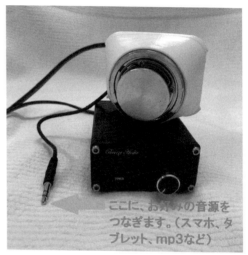

ここに、お好みの音源を
つなぎます。（スマホ、タ
ブレット、mp3など）

ニューライフサウンドセラピー機器「音の薬箱」スターターセット
（画像の端子は旧バージョンです。現行は後ページに画像があります）

■「音の薬箱」、その中身は？

第3章の冒頭でも述べましたが、ニューライフサウンドセラピーはライフ博士が開発したライフ療法のライフ周波数が基盤になっています。ライフ周波数は基本は10個ですが、私が実験検証を繰り返して、8〜16個の幅があります。そして、研究途中で新たに開発したり、第2章の担当で、ニューライフリメディ療法創始者の星先生とともに発見した周波数も使っています。そして、キロヘルツが中心の高周波数のライフ周波数を可聴音まで下げるという、数学的処理も行い、さらに可聴音の中でも最も効果の高い周波数帯にまで、計算して8〜16個の複合周波数にしてあります。

前項でも少し触れましたが、私が短所だと考えていたサイマセラピーの5個という複合周波数よりもより正確性を増した8〜16個の複合周波数になっているのとともに、サイマセラピーのように「音を聴かす」というよりも一歩進化させた「音を体で奏でる」という仕組みをとっています。端子を体に当てると初めて音として認識できるような仕組みになっているのです。端子が体に接触していない時はどんな音になっているかわかりませんが、患部や、セラピーポイント（治療点）に当てると複合周波数が奏でられる、認識できる、という装置になっています。このほうが、スピーカーで鳴らす音よりも精細に、かつ漏らすことなく体に複合周波数を与えることができ、体に必要な周波数を覚えてもらうにも効率が良い方法であるからです。この仕組みがあるために、他の音楽療法よりも効果が早く出るようになっています。

そして、症状別、疾患名別、目的別（重金属毒素の除去、マイナスエネルギーの除去など）に、現在（2019年11月現在）、未発表のものも含め、約230波形（複合周波数）があります。現在も一ヶ月平均約5～15波形ずつ増やし続けておりますので、本書発刊時には270波形くらいになっていると思います。今後もこのペースで増やしていく予定ですので、数年先にはほとんどの症状や疾患に対応できるようになっていると思います（現段階でも通常ありうるものには、ほぼ対応できるようにはなっております）。

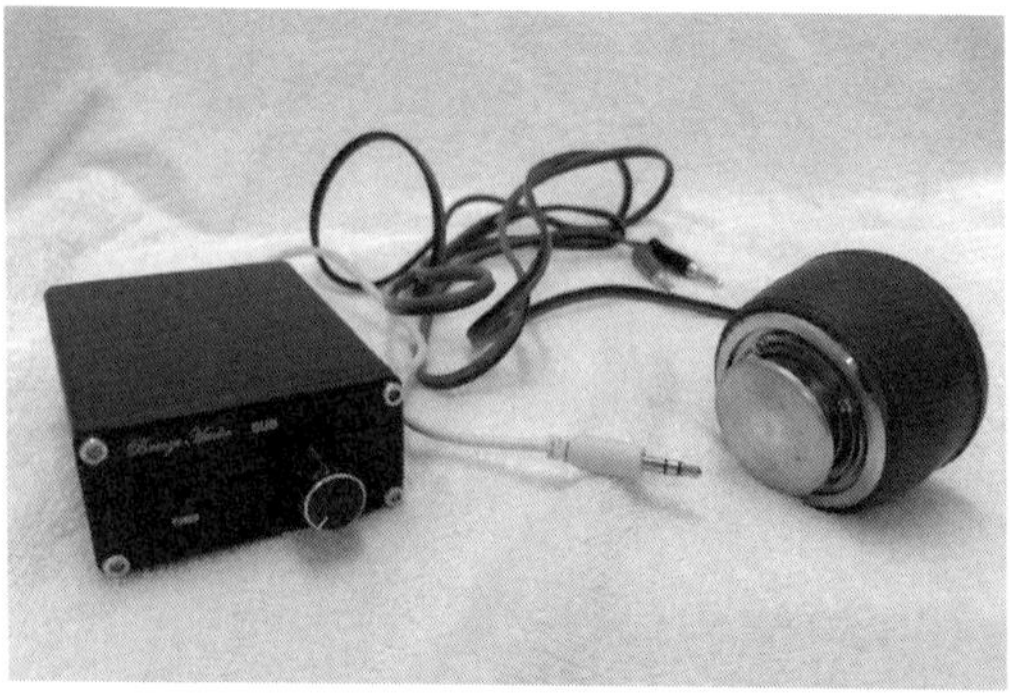
「音の薬箱」（新型端子バージョン）。持ち手を滑りにくく改良。中央の銀色の丸い部分を接触させる

■ニューライフサウンドセラピーとリメディ療法

ここで、第2章で星先生が論じられていた「ニューライフリメディ療法」と「ニューライフサウンドセラピー」の違いと併用の効果のお話をしていきたいと思います。

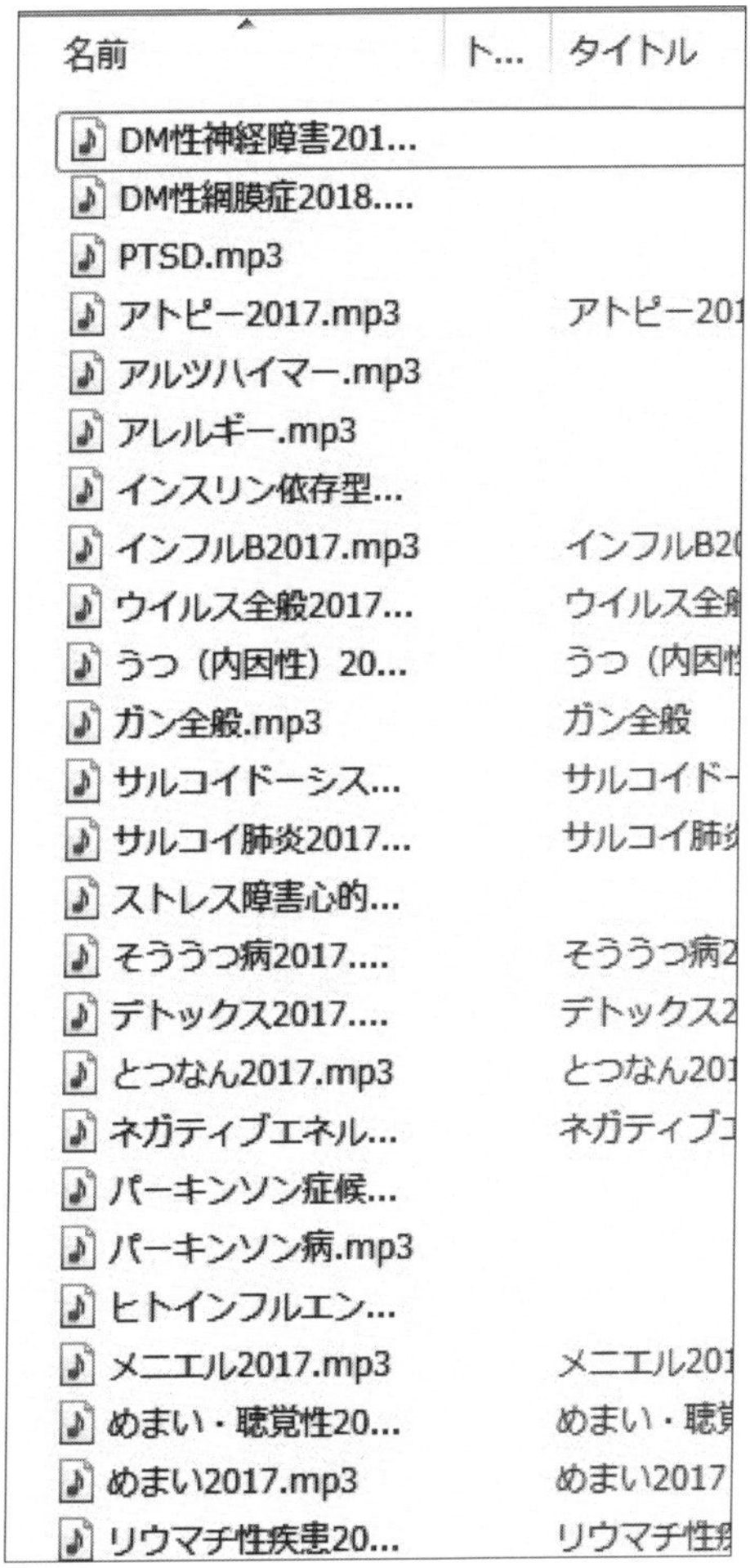

名前	ト...	タイトル
DM性神経障害201...		
DM性網膜症2018....		
PTSD.mp3		
アトピー2017.mp3		アトピー201
アルツハイマー.mp3		
アレルギー.mp3		
インスリン依存型...		
インフルB2017.mp3		インフルB20
ウイルス全般2017...		ウイルス全般
うつ（内因性）20...		うつ（内因性
ガン全般.mp3		ガン全般
サルコイドーシス...		サルコイドー
サルコイ肺炎2017...		サルコイ肺炎
ストレス障害心的...		
そううつ病2017....		そううつ病2
デトックス2017....		デトックス2
とつなん2017.mp3		とつなん201
ネガティブエネル...		ネガティブエ
パーキンソン症候...		
パーキンソン病.mp3		
ヒトインフルエン...		
メニエル2017.mp3		メニエル201
めまい・聴覚性20...		めまい・聴覚
めまい2017.mp3		めまい2017
リウマチ性疾患20...		リウマチ性疾

「音の薬箱」コンプリーセットに内蔵されている波形の一部

まずは、私とニューライフリメディ療法との不思議な出会いについてお話ししたいと思います。

私が「ライフの周波数を和音でやったらよいのでは?」と、周波数発生装置を駆使して和音を作って実験を開始し始めた頃と時を同じくして、星先生はリメディ療法を考えつき、第1章担当の高尾さんとその開発を始められていました。これが本当に不思議な話ですが、ほとんど同じ時期なのです。その頃、全く私は星先生とは面識がありませんでした。高尾さんからも、そのお話を聞いていたわけでもありません。ただ、高尾さんのマインド・クラフトの一顧客同士だったというだけでした。

そして、私は私で自家製の複合周波数発生器に限界を感じ、製品開発のお話をした時に「もうちょっと待ってて。ライフ療法のすごい方法をもう少ししたら発表するから」と言われ、3ヶ月ほど経ってリメディ療法が発表になり、1回目の講習会が開かれるというので、参加させていただくことになりました。これも余談ですが、私がHPを確認し忘れていて申し込みが大幅に遅れてしまったのですが、高尾さんが「藤井さんという人が必ず参加するから、1人、枠を空けておいて」と星先生に言っていたそうで、星先生がちゃんと1人分枠を空けていてくれていたので、参加できることになりました。ですので、私が申し込んだ時点では実は定員終了で締め切られていたのですが、そのような経緯があり参加することができたのです。今考えれば、本当にお二人に感謝、感謝です。

というわけで、講習会に参加し、星先生と、そしてリメディ療法と出会うことができました。長年、ライフ療法に携わってきて、あれこれ試行錯誤を繰り返してきた者としては、リメディ療法は画期的な出会いでした。私の中に、周波数を転写した波動水を「かざす」という発想は全くなかったので、かなりセンセーショナルでしたし、その効果にも目を見張るものがありました。かといって、自分が開発途中のサウンドセラピーと優劣を付けるという発想も生まれませんでした。というのも、リメディ療法を学ばせていただいた時に、「あっ、これは同じライフ周波数を使用しているけれども、目的が違うし、人体への作用する場所（レベル）や機序が違うな」と思ったからです。

また、リメディ療法は臨床家向けで、臨床家が患者さんに行うべきものであり、サウンドセラピーは患者さんや治療の仕方がわからない層の治療者が使うものであるという違いにも、すぐに気づいたからです。

では、その作用の違いというのは何なのでしょうか？

リメディ療法のライフ周波数というのは、リストにある周波数をそのまま使っています。単位はキロヘルツがほとんどです。小数点以下の周波数もあるため、使用している周波数は、低い周波数でも数百ヘルツで、高いものはメガヘルツにまで至るものも中にはあります。一方、サウンドセラピーは、リストのライフ周波数を同じ音階になるように数学的処理を施して20~20000ヘルツ（ほとんどが20~20000ヘルツの間）の可聴域までトーンダウンさせたライフ周波数の低周波数版です。同じ音階であっても作用する場所、エリアには差が出てくるのです。例えば、ピアノでも一番低いドの音と、一番高いドの音を引き比べてみてください。そうしますと感じ方が違うと思います。これは、先述した「3000ヘルツ以上の周波数（音）は延髄から上の脳神経へと伝えられ、2000~3000ヘルツ帯の周波数は頸椎へと伝えられ、800~2000ヘルツ帯の周波数は胸椎へと伝えられ、125~800ヘルツ帯の周波数は腰椎から仙骨へ伝えられる」というご説明通りです。この法則に従って計算したライフ周波数を組み替えたのが、サウンドセラピーです。サウンドセラピーは、あくまでも「可聴音にしたライフ周波数を直接、体の細胞に振動として与える」という大前提があります。ですからその対象が肉体そのもの、もう少しわかりやすく言うと、物質に直接作用するように作ったものなのです。これに対し、リメディ療法で対象としているのは、本来人間が感知できない領域の周波数帯です。キロヘルツ、メガヘルツと言えば、AM、FMのラジオの周波数です。町を歩いていて「おっ、ここはNHK第一の電波が通った」とか、東京の人が関西に来て「あ~、やっぱりFM東京の電波は感じないなぁ」という人はいないはずです。

そのような周波数帯を情報として入れた水を使って人体に作用させているのですから、このリメディが作用している場所というかエリアは、米国のイエール大学医学部で教鞭をとられていたハロルド・サクストンバーが提唱していた「生命場（ライフフィールド）」に作用していると考えられます。面白いことに、サウンドセラピーの変換したライフ周波数を転写して作成したリメディは、体に反応しないことがほとんどです。まれに反応することがありますが、またサウンドセラピーで体に作用させた時と全く違う反応をします。それも、現時点で反応するのは０・００数パーセントです。

これも、リメディが体に直接当てるだけでなく、体から離して「かざす」とより効果が出ることが多い理由でもあると思います（詳しくは第２章をご覧ください）。

このように、リメディ療法とサウンドセラピーは、作用機序、作用エリアが違うこともあり、同時に施術しても何ら影響はありませんし、干渉し合うこともありません。

わかりやすく例えると、散髪をしながら足の爪を切っているようなもので、同じハサミで体の一部を切っているのにもかかわらず、全く無関係な状態なのです。それどころか、同時にハサミで無駄なものをカットしているわけで、体はそれぞれ別々にやるより、早くきれいになるわけです。このような相乗効果もあります。そして、それよりももっと驚くことに、同時にリメディ療法とサウンドセラピーを行うと、単体でやっている時よりも効果が倍増することがある、ということです。この倍増効果は、どの場合でもそうなるとは限らないので、なぜそうなって、どのような場合そのようなことが起こるのかは、まだ解明できておりませんので、推測でしかお話しできませんが、「肉体そのもの、生命場、ともに損傷が激しい場合」「精神安定剤の類を多用している場合」「多愁訴の方で、リメディ選定の目的と、サウンドの目的が異なる場合」などが、このそれぞれの効果が倍増する現象が起きやすいようです。「肉体面と生命場の状態の分離が激しい場合」と今のところ総称できるのではないかと推測しますが、これに関してはまだまだ研究の余地が多々残っているると思っております。研究結果をまたお伝えできる機会があれば、発表したいと考えております。

ただ、「リメディと『音の薬箱』は同時に使って大丈夫?」とか、「リメディと『音の薬箱』は干渉し合わないのですか?」という質問が本当に多いので、現段階でわかっている範囲でご説明させていただきました。

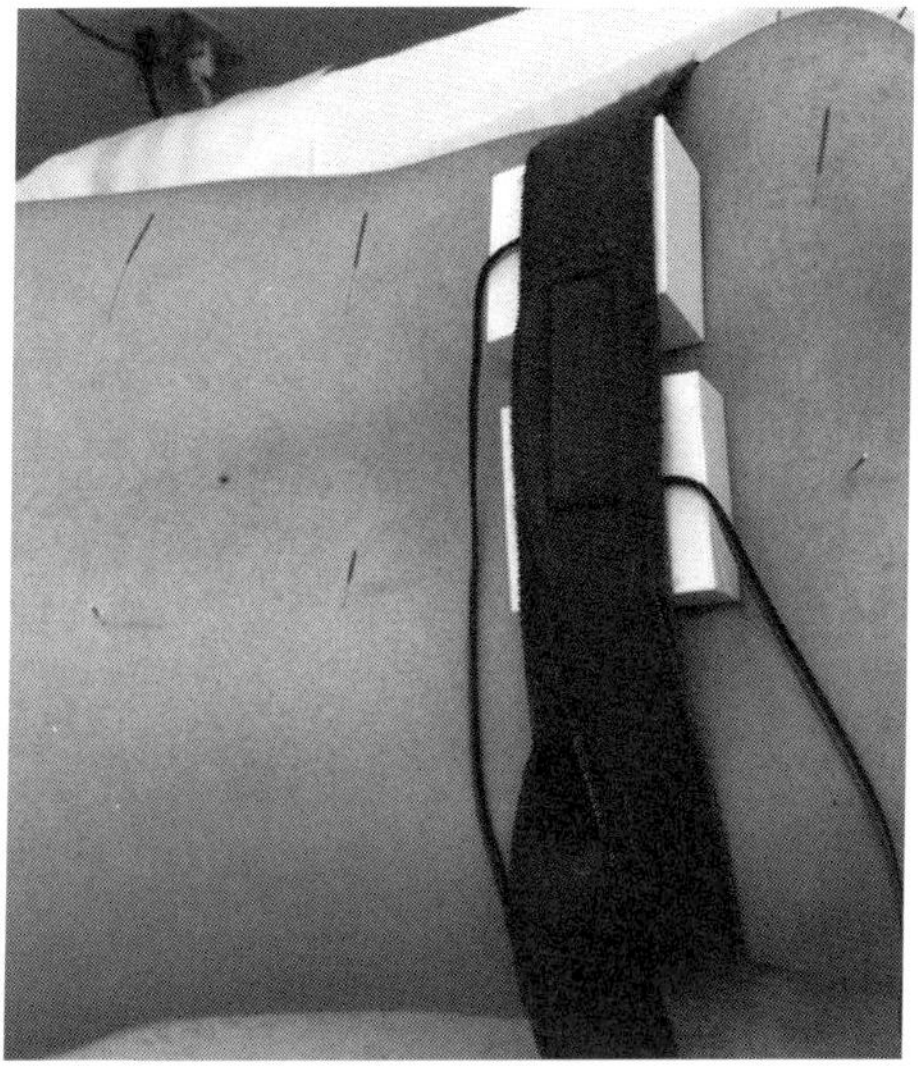

ニューライフサウンドセラピーの「音の薬箱」を行っているところ

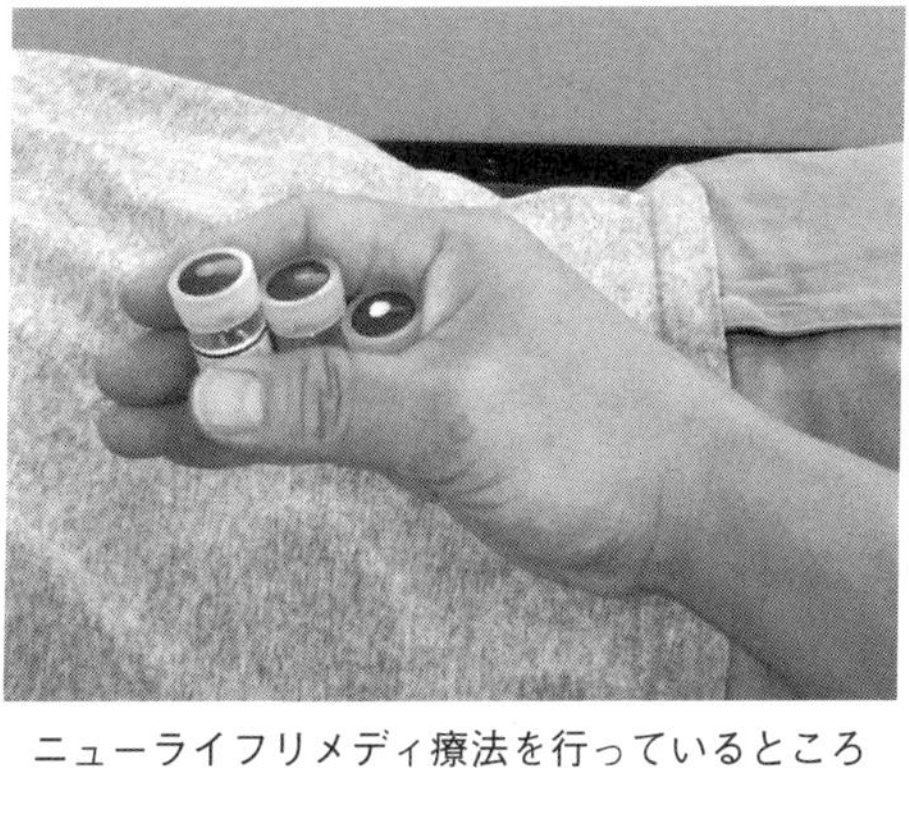

ニューライフリメディ療法を行っているところ

6. ニューライフサウンドセラピーの今後

■ライティングセラピーとの融合

最後に「ニューライフサウンドセラピーの今後の展望」についてのお話をしたいと思います。先ほど、新しい波形（複合周波数）をさらに増やし続けていくというお話をしましたが、それはソフト面として当然取り組んでいかなければならない点であると同時に、ハード面でのさらなる発展も考えております。

現在、家庭用としてのスタイルをとったモデルのみの「音の薬箱」ですが、臨床にももちろん使っていただきやすく、端子の数を増やした治療家向けモデルなどもそうですが、もう少し踏み込んだ形で発展させていきたいと考えております。

それは、サウンドセラピーを開発する前に、以前私が考案した光治療器で単周波数を使って治療をしていた時期があると先に述べましたが、これをサウンドセラピーと合体させて、複合周波数を「光」で再現し、それを人体に照射するという方法です。「音と光」の両方を使って複合周波数を人体に作用させるという方法です。

私は、30年近くカーボンを使った光線療法に携わってきており、この光の治療の卓越した効果というのを充分に理解していますし、経験もあります。ですから、この光を使った複合周波数による治療器をぜひとも開発していきたいと思っています。

■光について

一般的に、光は波長で、音波・電波は周波数で表しています。

波長とは波の一周期の長さで、山と山あるいは谷と谷の間隔のことです。周波数は前述しましたように、一秒間の波の数であり、ヘルツで表します。真空中で光は1秒間に約30万キロメートルの速度で進みます。波長をλ（m）、光速をc（m/s）、周波数をf（Hz）とすると、次の数式に表されるような関係が成り立ちます。

λ（m）＝c（m/s）÷f（Hz）

光は電磁波の一種になります。電磁波は、大きく分けると波長が長いものから、電波→光→X線→γ線になります。波長で0・1ミリメートルより長いものを電波、0・1ミリメートルより短く、10ナノメートルより長いものを光、10ナノメートルより短いものをX線あるいはγ線と言います。波長が長いほど周波数は低くなり、かつエネルギーも少なくなります。

光は波長が長いものから、赤外線、可視光線、紫外線に分類されます。人間が見える光は、波長が約380〜780ナノメートルの可視光です。波長の長い可視光は赤色に、波長の短い可視光は紫色に見えます。同じ生物の中では、昆虫や鳥類の中には、紫外線の波長を感知できるものもいます。この、380〜780ナノメートルの範囲である可視光線の性質・作用は、人間や生物の存在、生活に極めて密接な関係があり、ことに自然の物理的認識の媒介物として重要な光線であります。赤外線、紫外線に比較し生体内への浸透は最も深く、赤外線、紫外線より体内で中心的な作用に関与していると推定されています。

また、可視光線は細胞を正常に戻す作用があることも知られています。私は、この可視光線を、カーボンを電気的にスパークさせ、人工的に作り出す装置（コウケントー）を

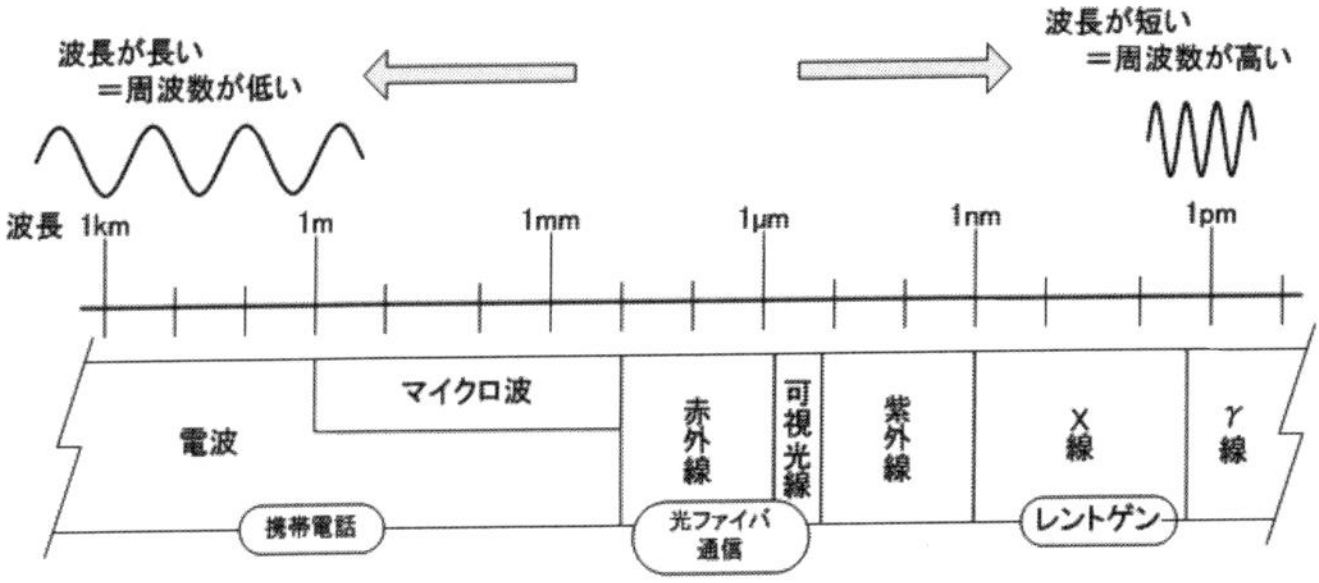

使って長年治療しております。光も波長によって、人体に作用の仕方が違います。ですからこのコウケントーも、スパークさせるカーボンが約40種類ほどあり、単純計算で1600通りの光の波長を作り出すことができます。それを、患者さんの病態や体質に合わせて最適な光の波長を作って全身に照射していくことで、体を正常化させていくのです。

これは、外科領域（外傷）から内科領域（内臓疾患、ガン、膠原病など）に広く対応しています。これは、まさにニューライフサウンドセラピーに酷似しているのです。サウンドセラピーは、その状況に応じた「複合周波数の音」を使用しております。一方、可視光線療法は、その状況に応じた「複合波長の可視光」を使用しています。考え方としてはほぼ同じで、それを音で体現しているか、光で体現しているかの違いだけなのです。

では、どうこの2つを一体化させていけばよいのでしょうか？

■光治療器の開発

カーボンを使った可視光線治療は、とても優れた治療であるのですが、前から少し短所に感じていたことがあります。それは、「照射器の大きさが大きい」ということ、「カーボンは燃えてなくなるのでランニングコストがかかる」ということでした。そこが何とかできればと思い、２０００年頃より他の光源を使って様々な実験を行っていました。ＬＥＤは現在あらゆる可視光の波長を作り出すことができます。ですからＬＥＤを用いて何とか再現できないかということを、ＬＥＤメーカーの方と実験を重ねていたのですが、なかな

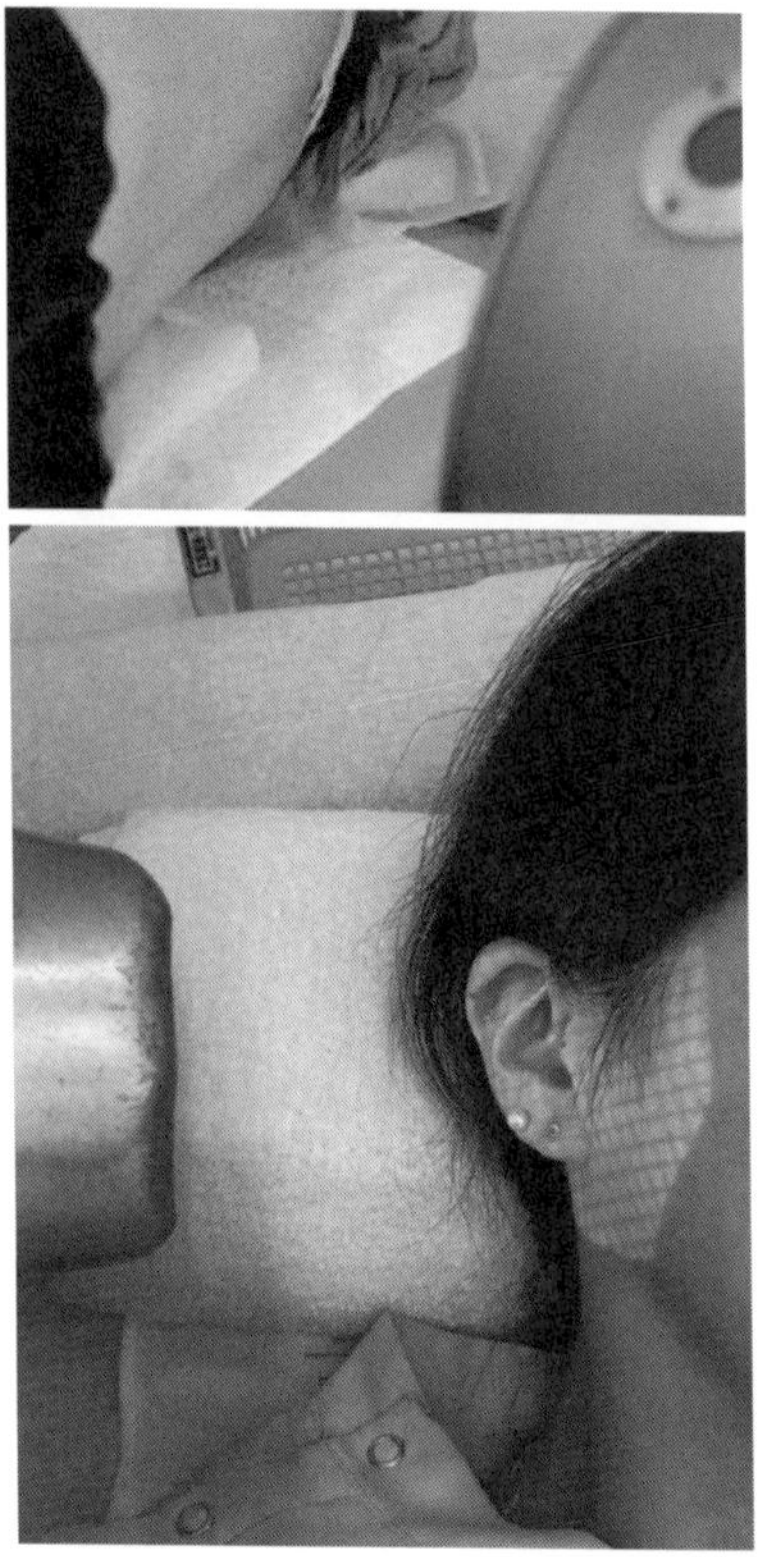

可視光線を使った、可視光線療法の施術風景

か難しかったのです。スパークによって得られる複合波長というのは、ちょうど自然界の音にすごい数の倍音がかぶっているというお話をしたと思いますが、それと同じように、様々な広い範囲の波長が幾重にも重なって発せられているのです。

もともと、太陽がスパークして出ている炎が源ですので当然のことなのですが、オッシロスコープで測定すると本当に多彩な波長で、違うカーボンを使って作った光と比べてもその差異が本当にわずかで「このくらいの差で、人体の作用があんなに違うか⁉」と驚くほどでした。しかし、このような失敗の中から、先の光治療器の発明が出てきたので無駄ではなかったと思っていますし、また再び、その発明品の技術を活かせる可能性が出てきているという意味では、本当に貴重な失敗だったと思っています。

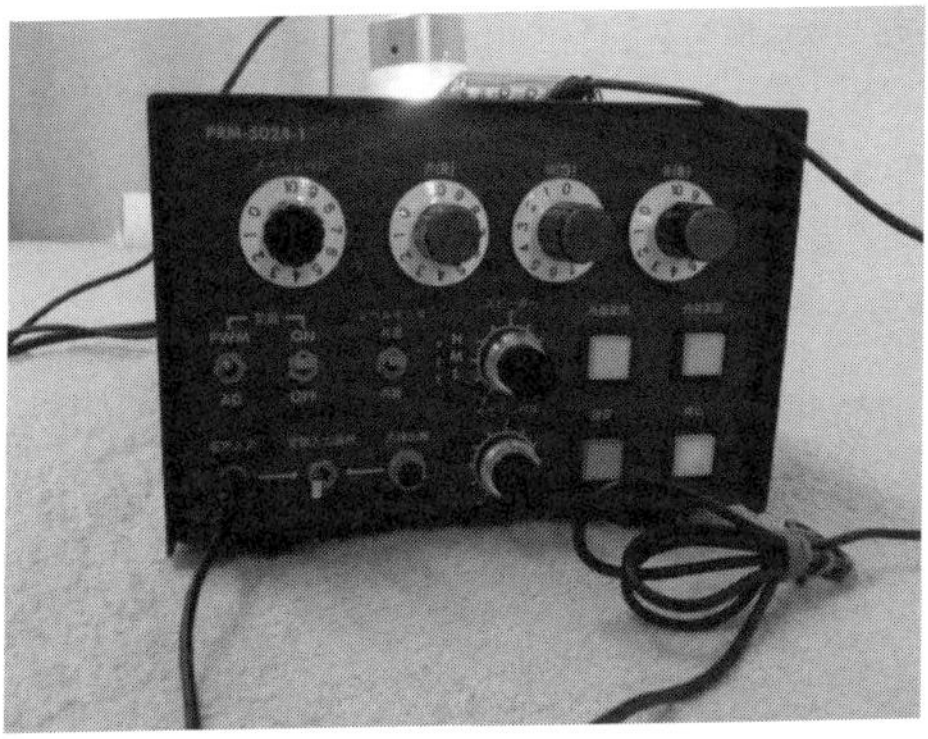

特許をとった光治療器

私が開発した光治療器は、細胞の安定・安心を謀るための光源で、青色のＬＥＤ（４２０ナノメートル前後）を水晶をレンズにして水晶を通して人体に照射します。そして、その時に脳内のアルファ波がモーツアルトの音楽の約3倍になるという特別に製作された音楽を乗せて照射するという装置です。ただし、これですと効果の出る症状、病態に限りがあり、様々な疾患に対応とまではいかなかったのです。この問題をどう解決するかというところでずっと止まっていたのですが、この乗せる音楽を、ニューライフサウンドセラピーの複合周波数にすればよいのではないか?と考えついたのです。これはまだ実験段階ですが、もともとの装置で治療している結果より好結果は出ています。これを、カーボンによる可視光線療法の域まで効果を出せるようにできるかどうかが現在の課題であり、これから実験・検証していくことになると思います。

■さらなる可能性との出会い

ライフ博士が実際に、ウイルスや細菌を顕微鏡で崩壊させたり殺傷したりするのに使っていたのは、光周波数だったと言われています。それは、どうも紫外線領域だったと思われます。紫外線自体、殺菌効果があるものですが、もちろんすべてのウイルスや細菌を殺せるわけではありません。集中的にビームのような形で照射した場合は、おそらく数秒から数十秒でそれは可能かと思いますが、当時の工学技術ではおそらく難しいでしょう。残されたライフマシーンの写真を見る限りでもそのような部材は見当たらないですし、電球のようなものは付いていますが、1938年が蛍光灯の発明時期ですので、現代の紫外線灯のようなものも存在しなかったはずですので、電球型のものかネオン管であったのではないかと推測されます。そうなると、光量などを考えても少なくとも3分以上の照射は必要であったと考えられます。では、実際はどうだったのかというと、正確なことはわかりませんが、高い周波数をパルス波に乗せて電流での調整をしていたか、直接関連させずに同時に行っていたか、ということだと思います。ここで、何が言いたいのかというと、「紫外線領域」の波長帯をなぜ選んだのか？ということです。

それは、光を周波数で表すと、波長が短いものほど高周波であるというところに起因しているのかもしれないと思いました。紫外線は周波数で表すと800テラヘルツくらいになります。可視光領域の中では最も周波数が高いものになりますので、このあたりが狙い目だったのかもしれません（あくまでも私の私見であります）。

先の光治療器は、パルス断続波で光を制御しています。ですから、複合周波数をそのまま光で表す装置ではなく、どちらかというと「音の複合周波数を光で表現する」ということになります。それでも効果は見られていますので、この装置はこのまま用いられるのですが、「光源をより効果的な光にする必要」があります。

昨年、高尾さんの考案された「チャクラバランサー」という不思議な装置と出会いました。これは、マインド・クラフトショップでもちろん誰でも購入できるのですが、チャクラのバランスをとるという意味で製作されたようです。面白そうだと思い、手に入れました。私は、すぐ製作目的と違う使い方をしたがるほうなので、早速、鍼灸のツボに用いて試してみたところ、まるで鍼を刺しているかのような効果が短時間で得られました。

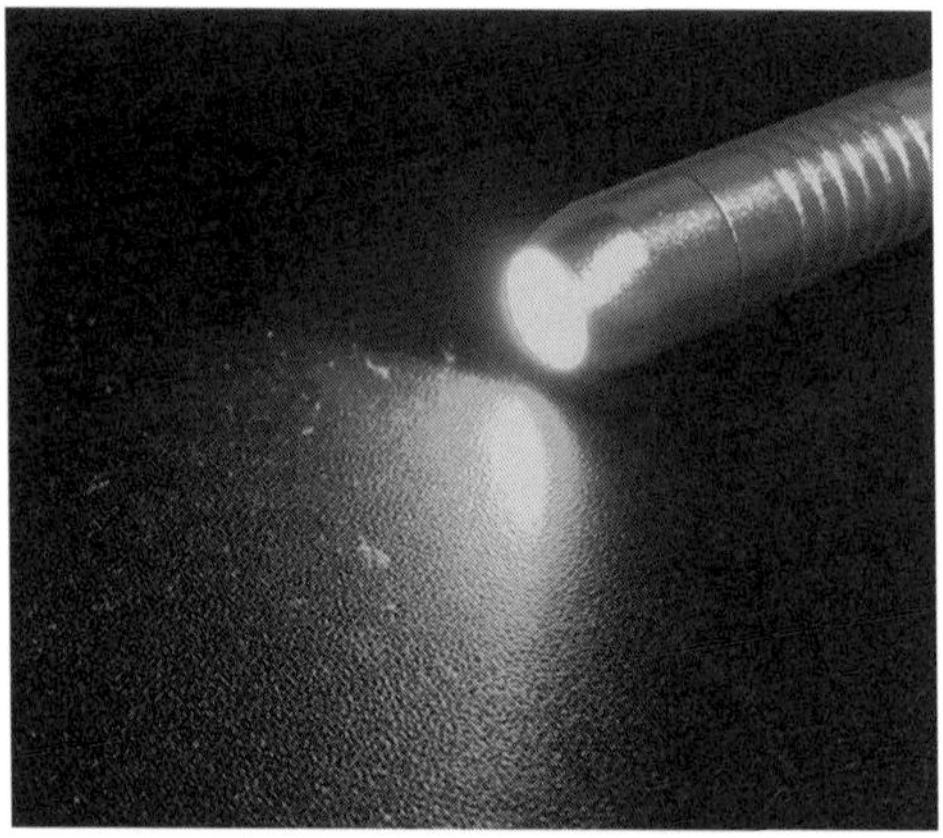
「フルオーリセンスの光」を放つ唯一の装置、
チャクラバランサー（ご興味のある方は、
http://www.mind-craft.netp=89320 で購入できます）
「あれ、これはチャクラに使ってもよくわからないけど、治療に使うと面白い…」と、あれこれいろいろな使い方をしてみたところ、次々に好結果が出たのです。
私と同様、変な使い方をされる方がもう1人おられまして、星先生ですが、星先生も同様な結果を得られていました。私は鍼灸、星先生はオステオパシー的な方法で、違ったアプローチから使っていたのですが、なぜかものすごく良い結果が、しかも早く出るのです。チャクラバランサーは、ピンポイントで、照射すようにペン型ライトのような形で作られているのですが、「これは、面照射だともっと面白いかもしれない」と思い、自作してみたところすばらしい効き目でした（余談ですが、ナント、これも申し合わせていたわけでないのに星先生も同じものを作られていました）。

現在もどのような状態でどのくらい使用するとよいかをデータ集積中ですが、これを音の複合周波数と組み合わせるといいのではないか?と考えています。

不思議なことに、このチャクラバランサーは直接、肌に光を当てなくても効果が出るのです。つまり、洋服を着ている上から照射しても効き目が出るのです。紫外光が光源のものなので、直接長い時間当てると日焼けを起こしてしまいますが、この不思議な現象のため、日焼けせずに長時間照射も可能なのです。まるでマイクロ波の治療器（マイクロ波はあまり治療効果としてはありませんが…）のように人体に作用します。

これもひょっとすると、光の電磁波的作用なのかもしれませんが、定かではありません。あるいは、使用するポイント的にリメディ療法とも近似しているので、生命場への影響を与えているのかもしれません。

原理、理由こそはっきりはまだしないものの、このチャクラバランサーとの出会いで、光と音の両方からの複合周波数での治療器の開発に、方向性が出てきたのは確かです。

これから、可視光線の治療との効果比較など、実験・検証していくことは盛りだくさんですが、またニューライフサウンドセラピーを発展させ、ニューライフサウンド＆ライティングセラピーの分野も1日も早く具現化していくつもりです。

7. 終わりに

第3章は、ニューライフサウンドセラピーについてお話ししてきました。基本は、病気でお困りの皆様方のために製作した本当に効果のある家庭用周波数発生装置です。「音の薬箱」で服薬の回数が減り、かつ苦痛の少ない、健康な日々を送っていただくことを切に願います。「家族みんなで、『音の薬箱』で健康に！」、これが私の願いです。

このような開発の機会を与えてくださった故ロイヤル・レイモンド・ライフ博士に深い感謝をささげたいと思います。また、同志でもあります高尾さん、星先生にも心より感謝申し上げ、第3章を閉じさせていただきます。

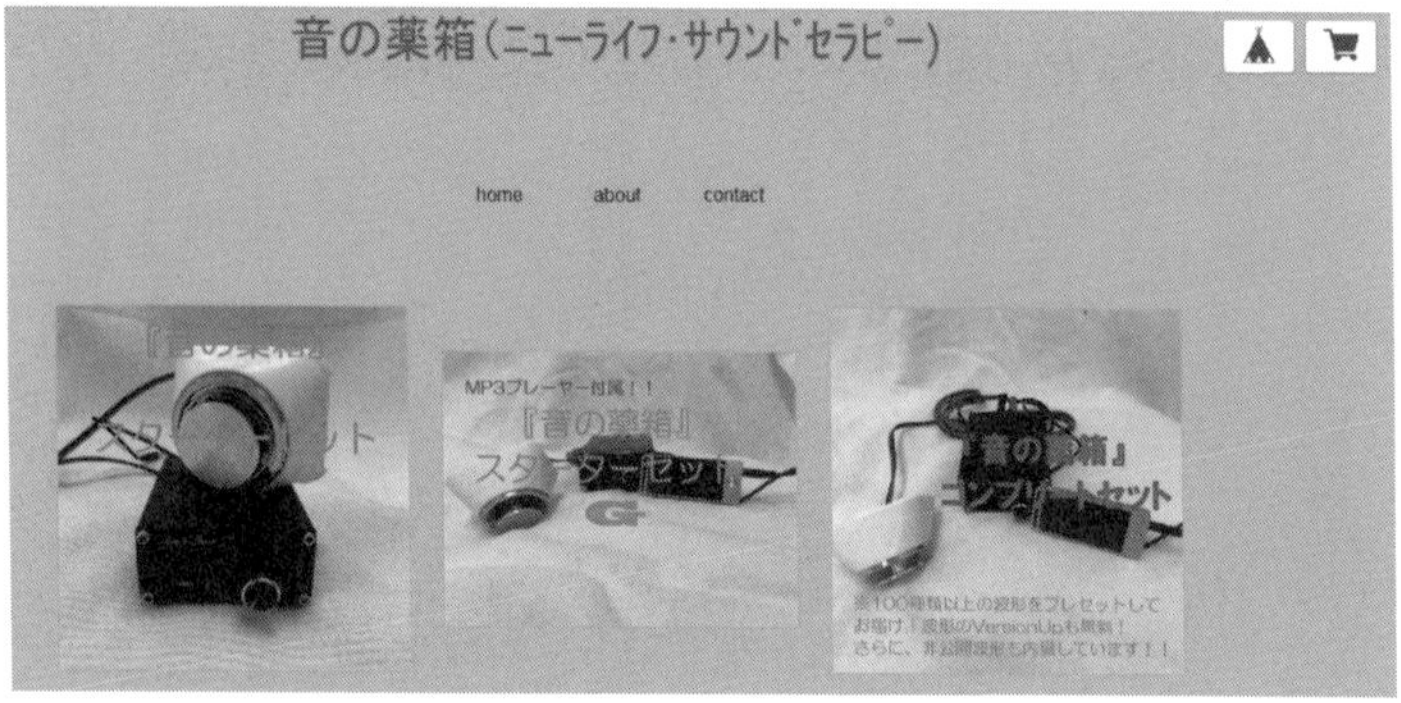

「音の薬箱」販売ショップ

https://otonokusuri.thebase.in/

ラインアップ

・スターターセット（音源再生機なし）

・スターターセットG（ＭＰ３付き）

・コンプリートセット（全波形をプレセット）…病気の多い方や、治療家向け

8. 付記「音の薬箱」体験談集

■目の疾患

【弱視】

小学生低学年で「弱視」と診断されて、「このままだと、小学校の終わりにはかなり視力が低下して、手術も考えておいてください」とドクターから言われていたお子さんです。毎日毎日、「音の薬箱」（目の栄養セットと同内容）を、寝る前に日課として続けられました。３ヶ月後には、視力低下の進み度合いがかなり改善され、半年後に「黒板の字が見やすくなってきた」と、ご本人。１年経った現在も、ほとんど視力低下が見られず、お医者さんも不思議顔…!?　今も頑張って継続中です。今後も継続してやっていけば、成長期を過ぎた頃には現在の視力程度で定着すると思います！

【緑内障】

30代後半の緑内障の購入者さん。3ヶ月に1回くらいしか当院にも治療に来れないのですが、眼科では「もう手術しかないです」と言われ続けているそうで、何とか時々の治療で持ち堪えておられました。日頃から、かなり細かい作業プラスパソコン画面と睨めっこの日々を過ごされていて、遠方に引っ越しされることになりました。その時に、もう治療に来られないので「音の薬箱」をお買い上げいただいて、「とにかく、毎日最低1回はやってください。○○さんは、目の使用頻度が高いですし、眼痛もよくあるので、できれば2回やってくださいね」とお伝えして最後の治療を終えました。その後、2ヶ月経ってご家族の方から「30くらいだった眼圧が、正常値に戻ってました。検査結果も良好で、心配要らない、と言われたみたいです」とのご報告がありました。3ヶ月間、毎日欠かさず、できる日は3回、当てていたそうです。その後、さらに2ヶ月後には「病変が認められなくなりました。もう通院は結構ですが、念のため1年に1回くらいは様子を見せてください」と、これまた不思議議顔だったそうです。本当に良かったです。このように、根気よく「音の薬箱」を続けていると、本当に完治までになることもたびたびです。難治性の病気の場合は、継続されることが大切ですね。

■ウイルス、細菌など感染性疾患

【細菌性腸炎】

海外旅行に行くと、必ず、お腹を下し、下痢との戦いになるという方。インド、ネパールのとてもお腹に危ない地方に旅行に行かれました。その際、「音の薬箱」を持参されたそうです（いつもはお薬だそうですが、その時は機械だけで、薬は持っていかなかったそうです）。３日目になった時、案の定、フィーバースタート！　すぐに、「音の薬箱」の「腸炎」の波形を30分当てたところ、お腹痛もすっかり止まり、下痢もピタッと止まり、その後、１週間弱の滞在中、全くお腹の調子を壊すことがなかったそうです。「海外旅行には必需品だわ！」と、とても喜んでおられました！　このように、旅先、職場などに持ち運ぶことも簡易にできます。

【インフルエンザ】

インフルエンザAの襲来を受けており、熱もなかなか下がらず、咳もひどくて、ポカリスエットのボトルの山と龍角散の散布跡でエライことになっておりました。困り果て、衰弱し果てていたところ、知り合いの先生が、「藤井先生の『音の薬箱』は効くからやってみろ」とおっしゃいました。直接尋ねると、藤井先生も「熱は一晩で下がりますよ」などと滅多なことを言う人じゃないのにおっしゃる。「そんな大袈裟な…」と半信半疑でやったら、なんと本当に翌日には下がっておりました。大体通常は私の場合インフルエンザをやってしまうとまる1週間は大変なんですが、今回は3日ほど短縮されました。こういう自宅でできてしまうすごい療法を広めることにもっと頑張らねばな、と痛感した今回のインフルエンザでした。

■膝の痛み

1月前くらいに右膝が痛くなり、階段を降りるのが辛かったのですが、膝神経痛の波形を何回か当てたら、すっかり良くなり、今では痛かったことを忘れています。私の母も3年前から膝下が痛くて整形外科に通っていましたが、湿布を出されるだけでした。ところが、「音の薬箱」を数回当てただけで、痛みは嘘のようになくなりました。それ以降、頑固で言うことを聞かなかった母も「音の薬箱」で波形を当てる時だけは大人しく言うことを聞くようになりました！　理屈はわかりませんが、スゴイ機械です。すべての波形が入っているコンプリートセットを買おうかと思っているところです。

■突発性難聴

治療院の方に突発性難聴で来られた遠方の方。1週間集中的に「音の薬箱」や他の治療も加味して治療したところ、聴力は少し回復してきた感じまで戻ってはいたものの、耳鳴りは多少減退した程度で、まだ辛さが残っていました。そこで、「音の薬箱」をお渡しして、自宅に帰ってからも自分で続けてもらいました。3ヶ月間、毎日2回続けられたところ、日常の生活では全く問題ない状態にまで回復されました！　写真は、3ヶ月後にいただいたお手紙です！

※あくまでも個人の使用体験談であり、効果効能を謳うものではありません。

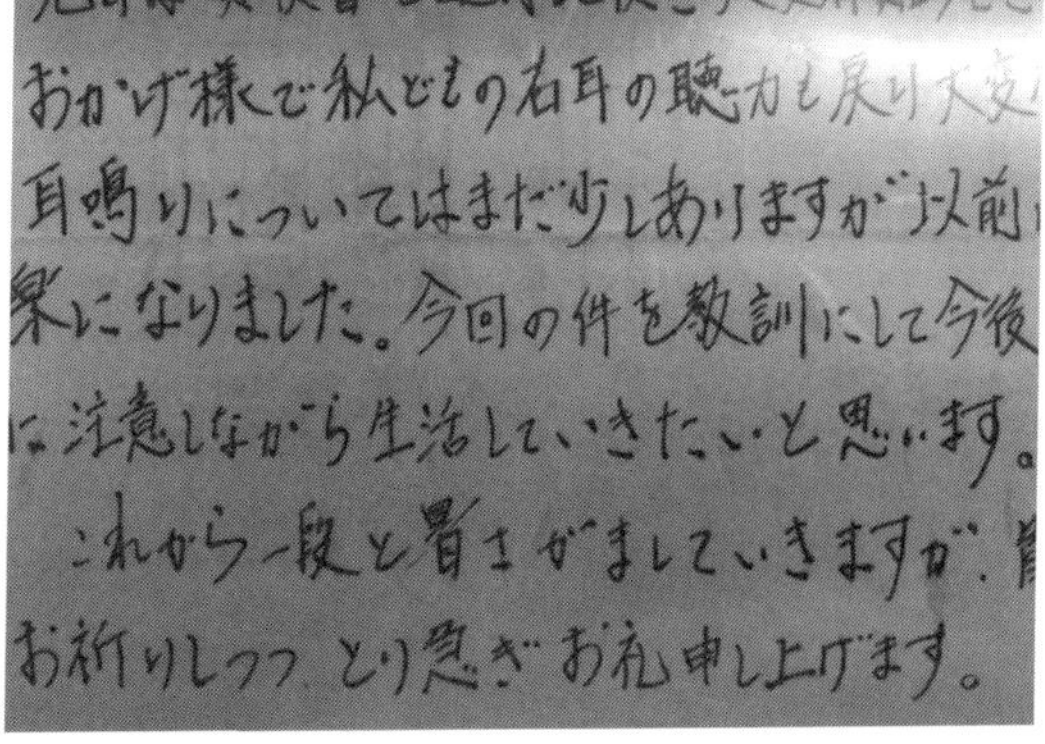
おかげ様で私どもの右耳の聴力も戻り大変
耳鳴りについてはまだ少しありますが以前
楽になりました。今回の件を教訓にして今後
に注意しながら生活していきたいと思います。
これから一段と暑さがましていきますが、
お祈りしつつ、とり急ぎお礼申し上げます。

ニューライフリメディ療法認定治療院リスト

治療院名	所在地	先生のお名前	ホームページ
クリアボディ身体均整操法室	東京都渋谷区西原	伊藤　真澄	http://clearbody.net/
いろどり整骨院	福岡県久留米市津福本町	江上　雄治	https://irodori-seikotsuin.jp/
岡山整体ももたろう	岡山県岡山市北区天神町	表　　晋平	https://ashiya-kizunaseitai.com/
ロータス自然療法室	神奈川県藤沢市辻堂	勝田　尚宏	http://lotusnaturopathictr.com/
神戸元町整骨院KU	兵庫県神戸市中央区下山手通	柴垣　有世	https://osteopathy-ku.com/
髙橋優鍼堂	大阪府大阪市浪速区元町	高橋　　進	https://yusindo2008.com/wp/
呑気堂 Fujii 鍼灸治療院 Tomo 整骨院	京都府亀岡市篠町柏原町頭	藤井　清史	http://nonkido.jp/
高徳治療院	栃木県日光市高徳	星　　英之	http://body-listening.sakura.ne.jp/
TM 治療院	福岡県北九州市八幡西区大浦	本村　年章	https://www.kurosakishinkyu-seikotuin.jp/

（認定院以外にも、ニューライフリメディ療法を体験できる院はたくさんあります）

【著者略歴】

高尾　司

1983年、日本IBMに入社。ミッションクリティカルな金融機関の勘定系システムの製品テストに携わる。その後、システムインテグレーション（SI）をいくつか経験した後、サービス部門に異動、退職。ERPベンダーに転職しインフラサービスを立ち上げた後、SIサービス会社を設立。軌道に乗った後、NTTコミュニケーションズにおいて7年にわたりホスティングサービスを行う。セキュリティ会社の経営企画を経験した後、再び外資系ERPベンダーSAPでサービスビジネスを行う。コンピューターのハードウェアとソフトウェアの両方の深い知識を応用し、代替医療に関する装置の製作を長年続ける。

星　英之

1969年生まれ。あん摩指圧マッサージ師。オステオパシーの触診による人体把握技術の大切さを田尻茂先生に学ぶ。1994年、栃木県日光市で完全紹介制の治療院を開業する。2014年、周波数や情報が体に及ぼす影響を研究し、情報水の入った瓶が体を変化させるリメディ現象を発見する。マインド・クラフトと共同研究を進める。2017年、リメディ現象を確実かつ効果的に利用するためのニューライフリメディ療法を公開する。

藤井　清史

1968年、札幌市生まれ。鍼灸師、鍼灸学士。18歳の時に病に伏し、19歳に余命幾ばくもなしと宣告を受ける。その時、鍼灸及び玄米食養に出会い、九死に一生を得る。以後、鍼灸の道を歩み始める。自らの命の恩人である札幌ウメノキ東洋医学研究所、梅ノ木憲治先生（故人）、東京、元経絡治療学会会長、岡部素明先生（故人）に師事。1994年、京都亀岡にて呑気堂治療院を開業。開業当初より、波動医療やメディカルハーブ、フラワーレメディといった西洋の代替医療の研究にも積極的に取り組み、現在も執筆、講演活動など、治療機器の開発など、多忙な日々を送る。著書に『健康の自由』（文芸社・絶版）、『こんなに治っていいんですか？』（ルネッサンスアイ刊・共著）、『突発性難聴完全攻略マニュアル』（白順社刊）、『11円スリッパで病気が治る、痛みが消える』（マキノ出版刊）、『心主身従』（電子出版サービス刊）がある。2002年より「藤井式通電サンダル」「エチケットリング」「ゲルマパッチ」などの健康グッズの開発を監修。2012年、脂肪溶解促進美容機器「スタイルセイバー」を開発。楽天市場などで主に販売され、エステ業界でも話題に。フジテレビ「ショムニ2013」で劇中に使用され、話題を呼んだ。2017年、㈱グリムより「新・玉川の温吸い玉」「歩指ら〜く」の健康グッズの開発を監修し、現在も「11円療法サンダル」が話題を呼び販売中。2017年、ニューライフサウンドセラピーを創立。マインド・クラフトとの共同開発で「音の薬箱」という周波数調整機器を発売。

新しいライフ周波数療法　現代に蘇るライフ博士の奇跡

2020年3月26日　第1刷発行
2021年9月28日　第2刷発行
著　者　高尾　司／星　英之／藤井清史
発行人　大杉　剛
発行所　株式会社 風詠社
〒553-0001　大阪市福島区海老江5-2-2
大拓ビル5-7階
TEL 06（6136）8657　https://fueisha.com/
発売元　株式会社 星雲社
（共同出版社・流通責任出版社）
〒112-0005　東京都文京区水道1-3-30
TEL 03（3868）3275
装幀　2DAY
印刷・製本　シナノ印刷株式会社

ISBN978-4-434-27290-5 C3047